大明也確診
皇朝的封城日記

陳旭 著

如果你在明朝被確診，你能活下來嗎？

明朝277年，共爆發了75場大瘟疫
一場在明朝的生存遊戲開始了……

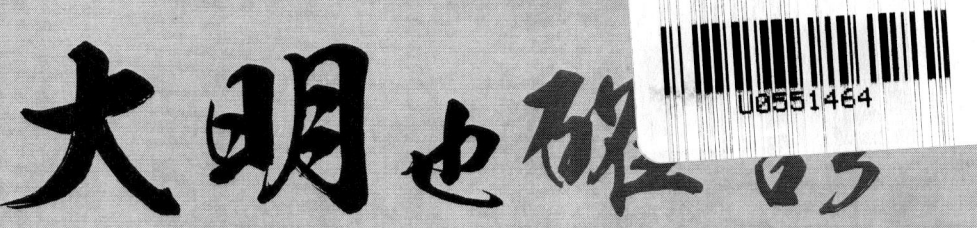

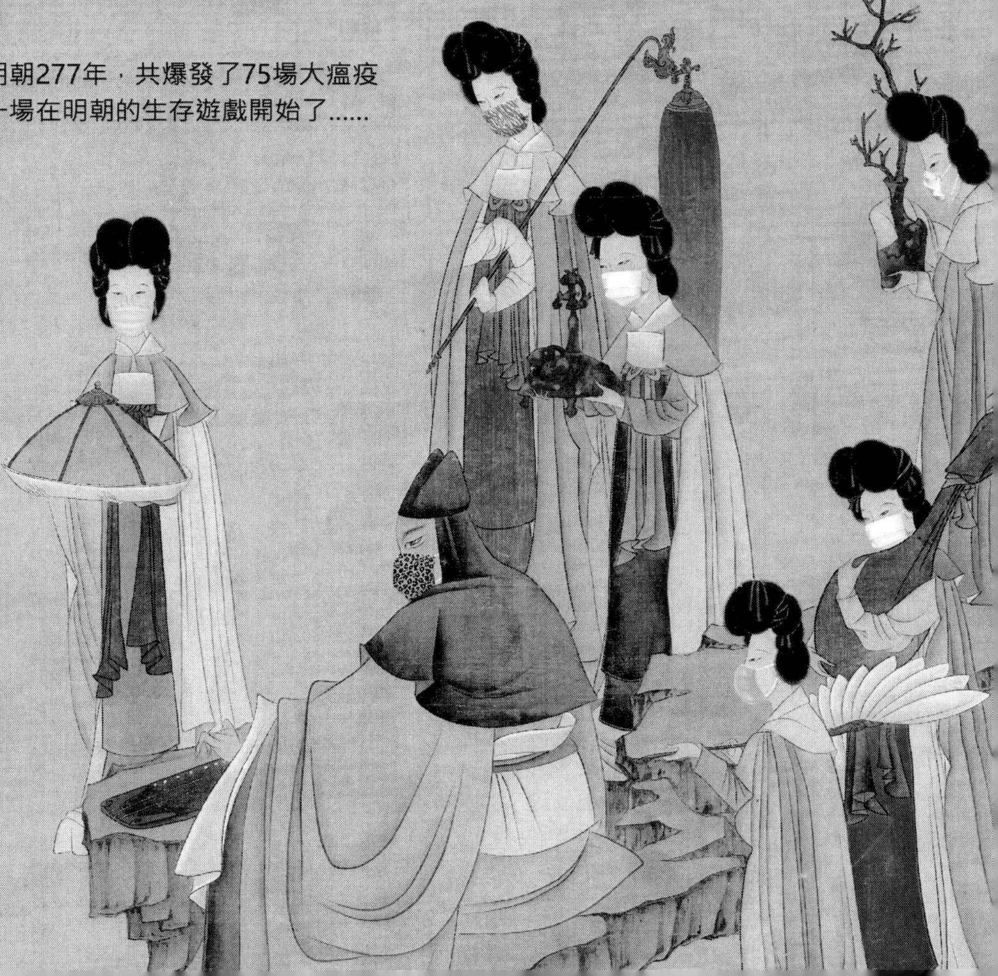

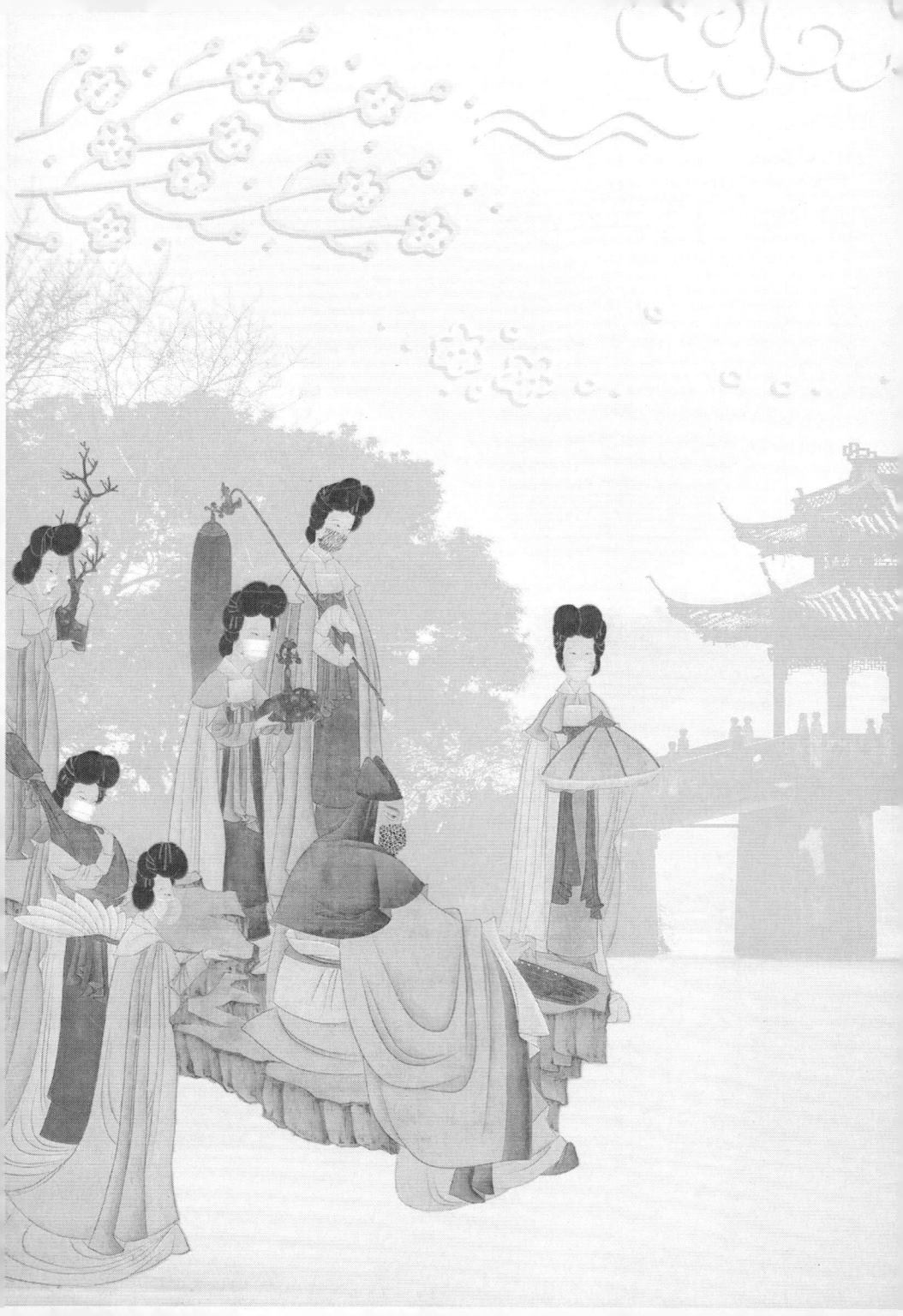

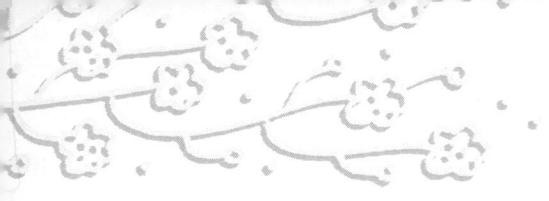

目錄

第一章　全民防疫，從明代開始
第一節　了解明清疾疫史需要懂些什麼？　　10
第二節　作者的瘟疫研究室　　18

第二章　不亞於黑死病的明代大疫
第一節　明代大疫的空間分布　　22
第二節　明代大疫的時間分布　　42
第三節　氣候悶熱會比較容易爆發瘟疫嗎？　　51
第四節　總結　　61

第三章　失控的明代老百姓
第一節　瘟疫＝黑暗力量　　68
第二節　明代的奇幻療法　　75
第三節　混沌中的智慧聖光　　86

第四章　明代政府的超前布署
第一節　明代也要「順時中」　　96

第二節　不發口罩發什麼？　　　　　　　　104

　　第三節　瘟疫後的重建政策　　　　　　　　119

第五章　明朝的時代力量

　　第一節　明代的平民力量　　　　　　　　　130

　　第二節　明代平民的救助手段　　　　　　　143

　　第三節　明代的富豪力量　　　　　　　　　149

　　第四節　救人一命，是福還是禍？　　　　　153

第六章　明代醫生甘苦談

　　第一節　明代醫生的防疫日常　　　　　　　158

　　第二節　那些你不知道明代醫書　　　　　　170

第七章　明朝人的瘟疫日記

　　第一節　瘟疫人口學　　　　　　　　　　　176

　　第二節　瘟疫經濟學　　　　　　　　　　　184

　　第三節　瘟疫政治學　　　　　　　　　　　190

　　第四節　瘟疫心理學　　　　　　　　　　　198

附錄：大疫史料出處

　　一、江西資料出處　　　　　　　　　　　　233

　　二、南直隸資料出處　　　　　　　　　　　234

三、北直隸資料出處	235
四、四川資料出處	237
五、山東資料出處	237
六、河南資料出處	237
七、山西資料出處	238
八、陝西資料出處	238
九、浙江資料出處	239
十、湖廣資料出處	239
十一、貴州資料出處	240
十二、福建資料出處	241
十三、雲南資料出處	241
十四、廣西資料出處	242
十五、廣東資料出處	242

參考文獻

歷史文獻	243
現代文獻	254

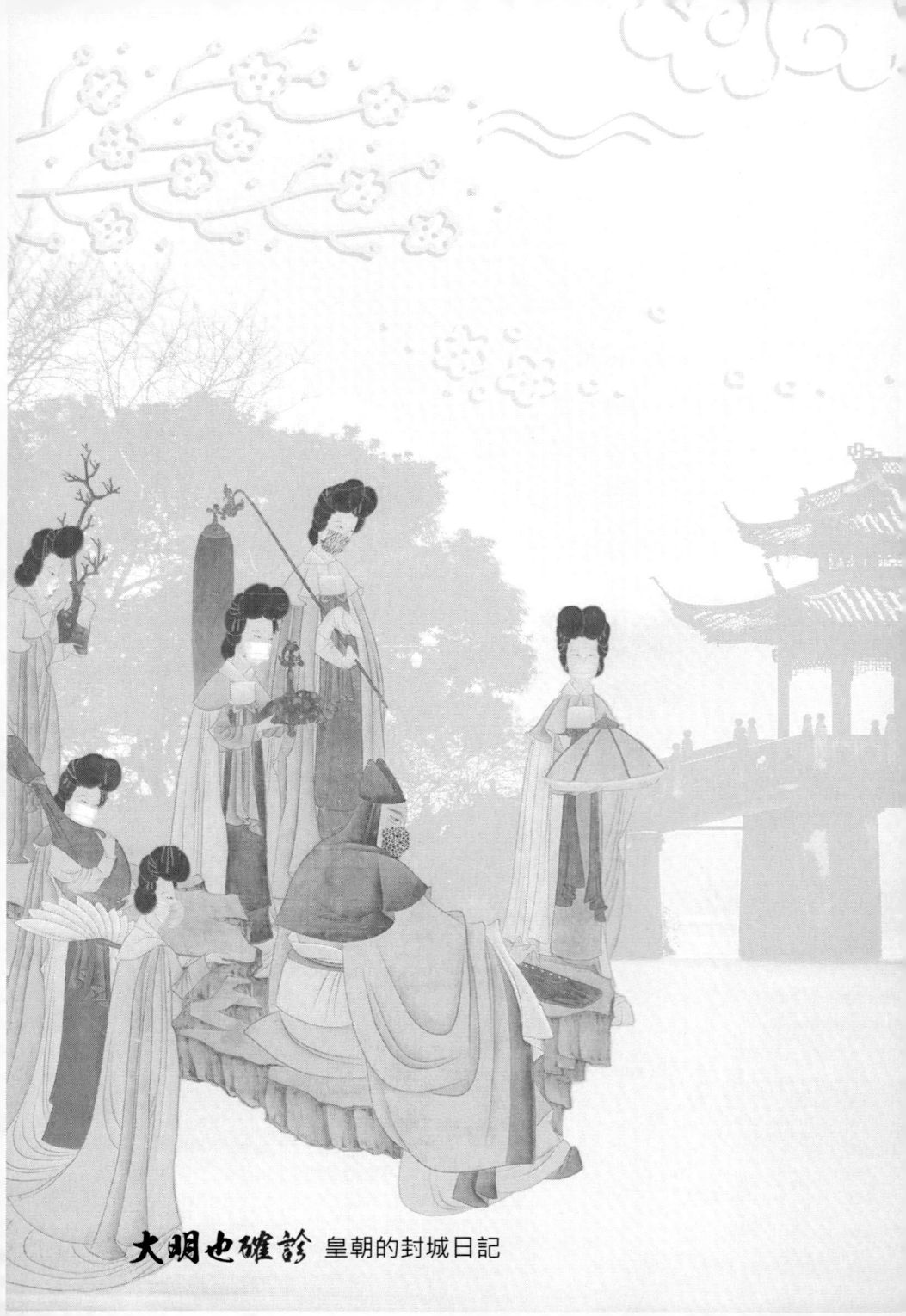

大明也確診 皇朝的封城日記

第一章　全民防疫，從明代開始

第一節　了解明清疾疫史需要懂些什麼？

對明代大疫或者瘟疫的研究，已經日益成為焦點，主要原因還是由於現實的刺激：口蹄疫、禽流感、伊波拉病毒、傳染性 SARS 等人畜惡性傳染病的肆虐，為世界各國帶來了重大的損失。因此，研究歷史上的瘟疫，就成為醫學界和歷史學界的重要課題。

因此，本書也隨學術潮流，力圖解讀明代瘟疫與明代社會的關係。其價值有二：第一，透過研究中國古代疾病史，豐富歷史學這個基礎學科，具體就是明史斷代的部分；第二，透過研究明代大疫與社會關係，得出一些有益於今日社會應對傳染病的經驗，希望研究成果能有助於閱讀本書的普通讀者、醫學界人士及政治家，達到以史為鑒的目的。

最初的疾疫史研究，基本上是通史性的研究，明代疾疫史的研究成果大多出現在中國醫學史的著作中。1919 年，陳邦賢出版了第一部中國醫史著作《中國醫學史》，此後三度增改，成為現代中國醫學史和疾疫史的開山之作（中國文化史叢書之一種，上海書店 1984 年版是據商務印書館 1937 年版的影印本）。隨著醫學史研究的深入和發展，中國疾疫史的研究取得了不小的進展。不過，直到 1970 年代末期以前，這一研究幾乎全由受過專業醫學訓練的人士承擔。1980 年代以後，醫史學界繼續深入研究的同時，中外一批歷史研究者的加入，使這一研究出現前所未有的新氣象。由於學醫與學史出身者在學術

背景和研究思路等方面存在顯著差異,故本書立足於明代疾疫史這個中心,結合醫療史的部分內容回顧與總結。須特別說明的是,本學術史回顧部分關於 2002 年以前的研究成果,主要參考了余新忠的《20 世紀以來明清疾疫史研究述評》一文。為免抄襲之嫌,此處僅列舉其未曾涉及、2002 年後的研究成果。

一、醫史學 VS. 明清疾疫史

2002 年後的成果,有孫立文的《論明清時期溫疫病因學及其成就》(遼寧中醫學院,2002 年碩士論文),該文認為,此時期溫疫學逐漸脫離傷寒學理論體系,建立自己的學術體系;對溫疫病因的認識,吳又可提出了「雜氣」學說,論述了「雜氣」的客觀性、致病性等特點,及其在發病機制上的意義,這種見解,在西方醫學未傳入中國之前已達到很高的水準。「雜氣」學說是外感病因學的一大進展,為有效預防後世的傳染病開闢了新途徑。張又雲、萬曉剛的《宋元明清時期傷寒方藥研究思路評介》(《湖北中醫學院學報》2002 年第 4 期)從傳統的研究角度,如製方原則、類方研究、藥性析義及方藥增補等方面,簡要評價宋元明清時期醫家在傷寒方藥研究上常用的研究思路和方法,以為現代研究借鑒。2003 年有楊樸宇的《瘋狂肆虐——瘟疫千年史難》(《中國健康月刊》2003 年第 6 期);2004 年有劉立公、顧傑、楊韻華的《時病瘟疫的古代針灸治療特點分析》(《上海針灸雜誌》2004 年第 3 期);宿佩勇的《福州古代疫病文獻資料研究》(福建中醫學院,2005 年

碩士論文），透過多角度探討福州地區古代疫病的特點規律和差異，填補了福州地區古代疫病文獻研究的空白，亦補充了前人小範圍古代疫病的調查分析方法。滕曉東的《明清瘟疫證治方藥的文獻研究》（山東中醫藥大學，2005年碩士論文），首先運用傳統文獻學的研究方法，從中醫經典古籍入手，梳理明清兩代有關瘟疫的中醫文獻，總結瘟疫的病名、病因病原、防治方藥等概況；之後運用統計學，研究明清兩代治療瘟疫的方劑，建立防治瘟疫方藥資料庫，從方藥角度出發，分析明清時期的用藥特點，並從整體上探討本病的方藥證治規律和藥物配伍。2005年有賴文的《古代「瘟」、「疫」、「瘴」未必都是爆發流行的傳染病》（《中華醫史雜誌》2005年第3期）；萬曉剛的《宋元明清時期傷寒診斷研究述評》（《中醫藥學刊》2005年第9期）；康輝、柯資能、方曉陽的《中國古代辟疫思想的當代啟示》（《醫學與哲學（人文社會醫學版）》，2006年第4期），透過回顧以「未病先防」為主導的中國古代辟疫思想，探討其對今天傳染病預防的參考價值；岳冬輝、蘇穎的《古代醫著中防治溫疫藥物的使用規律分析》（《陝西中醫學院學報》2006年第3期），收集整理、統計分析了明清時期的醫學著作《瘟疫論》、《傷寒瘟疫條辨》、《疫疹一得》、《溫病條辨》四部書中防治溫疫的藥物，梳理出古代醫家防治溫疫的用藥規律及治療特色，為臨床治療及預防溫疫類傳染病提供了有價值的寶貴資料；鄭春素的《明清瘟疫學派治疫特色》（《河南中醫學院學報》2007年第2期），認為明清時期的瘟疫學派醫家治疫有

獨特的經驗，他們對瘟疫病因、病機及診斷的認識，有獨具特色的治療體系，提出治疫原則和治疫方藥，綜合了清熱袪下、清熱解毒、保津養陰等治法，貫穿瘟疫治療的始終，為有效控制瘟疫流行貢獻良多。李麗華、肖林榕、翁曉紅的《明清醫家治疫特色研究》（《江西中醫學院學報》2007 年第 1 期），指出「準、快、狠」是明清辨治疫病的整體特色；開門逐邪、給邪出路是明清辨治疫病的首要原則；疏利表裡、調暢氣機是明清治療疫病的重要方法；酌補顧虛、恢復正氣是明清治療疫病不可缺少的環節。該研究探討明清時期溫疫學派辨治疫病的方法與特色，弘揚溫疫學派之學術成就，可為現代臨床治療傳染性疾病借鑒。

據余新忠總結：整體而言，有關明清時期的疾疫，醫史學界的關注點較局限在技術與病理層面，除范行准等少數人外，基本上資料也限於歷代醫籍。他們的研究雖然對我們認識中國傳統病名的內涵、症候和演變、疾病的治療手段和療效等方面幫助良多，但在疫病流行狀況、流行的相關因素分析，特別是國家和社會對疫病的反應、疫病對社會及民眾心態和信仰的影響等方面，可借鑒的內容還非常有限。

二、歷史學 VS. 明清疾疫史

2002 年後的成果包括：

書籍類，有葉金編著的《人類瘟疫報告——非常時刻的人

類生存之戰》（海峽文藝出版社，2003年）；（美）霍華德·馬凱爾（Howard Micheal）著、羅塵譯的《瘟疫的故事——瘟疫改變人類命運和歷史進程的悲慘史話》（上海社會科學院出版社，2003年）；魏健編著的《改變人類社會的二十種瘟疫》（經濟日報出版社，2003年）；佘志超等編著的《人類歷史上的十大瘟疫》（金盾出版社，2003年）。此外，武斌的《人類瘟疫的歷史與文化》（吉林人民出版社，2003年）一書，以文學性的文字講述瘟疫醫學史，上溯古羅馬時期的人類瘟疫、黑死病、愛滋病等，下至2003年春季肆虐的SARS帶來的浩劫與人類的抗爭。余新忠等著《瘟疫下的社會拯救——中國近世重大疫情與社會反應研究》（中國書店，2004年），以十一章的內容講述了中國從明朝以來的瘟疫情況、近代中國的新瘟疫、中國對待疾病的反應機制等；2004年有肖水源、劉愛忠主編的《瘟疫的歷史》（湖南科學技術出版社，2004年）；吳曉煜的《瘟疫縱橫談》（中國科學技術出版社，2004年）；賴文、李永宸的《嶺南瘟疫史》（廣東人民出版社，2004年）；劉正剛、劉波編《嶺南舊志瘟疫史料與研究》（廣東人民出版社，2004年）；2005年劉正剛、劉波編著的《廣東舊志疫情史料輯錄與研究》（廣東人民出版社，2005年），為中國高校古籍整理研究工作委員會項目《嶺南地區舊志瘟疫史料匯編與研究》的最終成果，內容涉及廣東各地瘟疫發生的時間、災害發生的程度、民眾反應、社會各界控制的措施及相關治療瘟疫的醫方等。2005年還有余鳳高的《瘟疫的文化史》（新星出版

社，2005年）；王旭東、孟慶龍的《世界瘟疫史》（中國社會科學出版社，2005年）；黃文雄的《中國瘟疫史》（前衛出版社，2005年）。2006年有（美）唐納德·霍普金斯（Donald R.Hopkins）著、沈躍明與蔣廣寧合譯的《天國之花——瘟疫的文化史（Smalpox In History）》（上海人民出版社，2006年）。2007年有北京大陸橋文化傳媒編譯的《歷史上的大瘟疫》（中國發展出版社，2007年）。2009年有李壽生主編的《廣西鼠疫歷史紀事》（廣西民族出版社，2009年）。從這些成果來看，一大類是屬於綜合性研究，另一大類是屬於區域史研究。

論文類，2003年有楊鵬程的《古代湖南蟲災、風災、雹災、冰凍、地震、疫災簡論》（《湖南工程學院學報：社會科學版》，2003年第4期）；陳榴的《古代的「疫」與「驅疫」》（《尋根》2003年第5期）；梁峻的《中國古代抗疫啓迪》（《首都醫藥》2003年第13期）。2005年有周同的《被瘟疫滅亡的明朝》（《健康大視野》2005年第1期）；劉玉紅《中國古代的避病移居習俗》（《民俗研究》2005年第2期）；張文《地域偏見和族群歧視：中國古代瘴氣與瘴病的文化學解讀》（《民族研究》2005年第3期）；張麗芬《明代山西疫災特點及救療措施述略》（《山西師大學報：社會科學版》2005年第5期）。2006年有顧育豹《人類抗擊天花瘟疫的歷程》（《檔案時空》2006年第1期）。2007年有馮翔《關於宋代至明代南方的瘴病及其歷史的研究》（《廣西民族大學學報：自然科學版》2007年第2期）。此外，仇立慧、黃春長的《黃河中游古代瘟疫與環境變化的關

係及其對城市發展影響研究》(《乾旱區資源與環境》2007 年第 4 期)，透過整理收集地方災害史料和疫病專著資料，統計出黃河中游近兩千年來共發生了 140 多次瘟疫。深入分析後，表明瘟疫發生，與氣候變化、環境以及自然災害之間有顯著關係。長期來看，在氣候惡化時期瘟疫發生頻率較高，尤其是在氣候異常變化、旱澇災害頻繁時最容易發生瘟疫；從一年之內來看，春夏季是瘟疫多發的時期，且瘟疫最容易發生在人口集中的城市，對城市發展有深遠的影響。2009 年，唐力行、蘇衛平的《明清以來徽州的疾疫與宗族醫療保障功能——兼論新安醫學興起的原因》(《史林》2009 年第 3 期)，指出明清以來，徽州地區的宗族保障日趨完善，著重探討徽州宗族在醫療方面建立的疾病預防、醫療（側重在族醫體制）和救助等較為完善的醫療體系。徽州宗族香火不斷，也是族人體質世代相續，故徽州宗族十分重視醫療保障功能，這是徽州瘟疫發生次數較毗鄰江南地區少的重要原因之一；同時，族醫制度與宗族的「顯親寧親，儒醫等耳」的價值觀，促進了新安醫學的發展，成就了新安醫學的輝煌。2009 年還有朱力平的《雲南少數民族地區瘧疾流行史概述》(《思想戰線》2009 年第 1 期)。2010 年有田澍的《瘟疫肆虐與明朝政府的應對措施》(《光明日報》2010 年 2 月 9 日，第 12 版)。

其他類，如文學界也有涉及瘟疫研究，除前面提到少數有關瘟疫的文學描寫作品外，還有楊瑩櫻《中國古代小說瘟疫描寫研究》(上海師範大學，2008 年碩士論文)，該文認為中

國古代小說中的瘟疫描寫,整體上呈現出數量多、地位不高的特徵,幾乎沒有以瘟疫為絕對主角,能深入瘟疫內部、震撼心靈,真正意義上的純瘟疫小說,這在比較西方古代小說的瘟疫描寫後更為突顯;但透析中國古代小說中的瘟疫描寫時,還是可以發現:當瘟疫肆虐現實生活時,人們對瘟疫會有更全面的認識。

綜上所述,大體不出余新忠的總結:「不難看出,歷史學界對明代疾疫社會史的研究已日益成熟,但還是有幾個方面的薄弱表現,具體表現在:第一,關注疾疫產生的社會影響以及社會反應,顯然是歷史學者優於醫史專家之處,不過就這方面而言,目前的研究也基本局限在對國家和社會各界反應的形式、內容以及相互關係等問題的探討上,很少揭示病人及家屬的心態和活動;第二,研究人員的醫學、疫病學修養還亟待提高。從事疾病社會史研究,固然不需要有很精深的醫學、傳染病專業知識,但缺乏基本常識,比如疾病概念模糊不清、疾病症狀張冠李戴等,顯然有礙深入研究。而且這種修養,不應僅僅包括現代知識,更重要的還是能較為全面的理解當時人的認知水準;第三,資料利用上,醫書的利用還非常有限,筆記、文集的發掘利用整體上也仍顯薄弱;第四,綜合性研究已經日益完善,而區域疾疫史的研究還有很大的開拓空間。」

第一章　全民防疫,從明代開始

第二節　作者的瘟疫研究室

一、明代瘟疫，要這樣研究！

本書運用的研究方法主要有：

（一）考證法。「求真」是歷史學最基本的要求，也是本書最重要的研究方法之一。以對明代大疫的具體分布考察而言，不少記載是否重合，都需要經過考證後，才能得出相對正確的結論。只有求真，才能求知，而這離不開扎實的史料準備。

（二）計量史學的方法。計量方法在史學研究中的應用，常常可以使定量分析比定性分析更有說服力；但由於史料殘缺不全，該方法時常受限，而且有些問題不宜用此法，必須與多種方法並用，才能得出最具說服力的結論。

（三）歸納、演繹法。由類似的史料，歸納出結論，再加以演繹推理；另外，文章在論證過程中，也結合了醫學、心理學、社會學等學科理論知識或分析工具。

二、《大明也確診》全書特色

縱觀學術界近幾十年對此題目的研究，成果豐碩，但還是有一些薄弱的環節可以填補，本書的特色主要有以下四個方面：

（一）第三章為瘟疫與明代的非理性現象，前人似乎關注不多。

（二）第五章為瘟疫與明代的民間救助。由於在資料使用上，重視發掘明代文集史料，故視角獨特，注意到救助者之間的社會關係構成、救助形式的具體分類、富民階層的作用、救助者受損的一面，所以與同類題目的論文比較，有一定的新意。

（三）第六章為瘟疫與明代的醫療救助，關注到了瘟疫與明代的醫者角色，且論述有一定的深度，較少為論者關注。

（四）第七章為瘟疫中的明代社會變遷，此處很少為其他學者所注意，或只是蜻蜓點水涉及，來不及以濃墨重彩揭示，可以說填補了若干薄弱環節，係本書的突出特色。

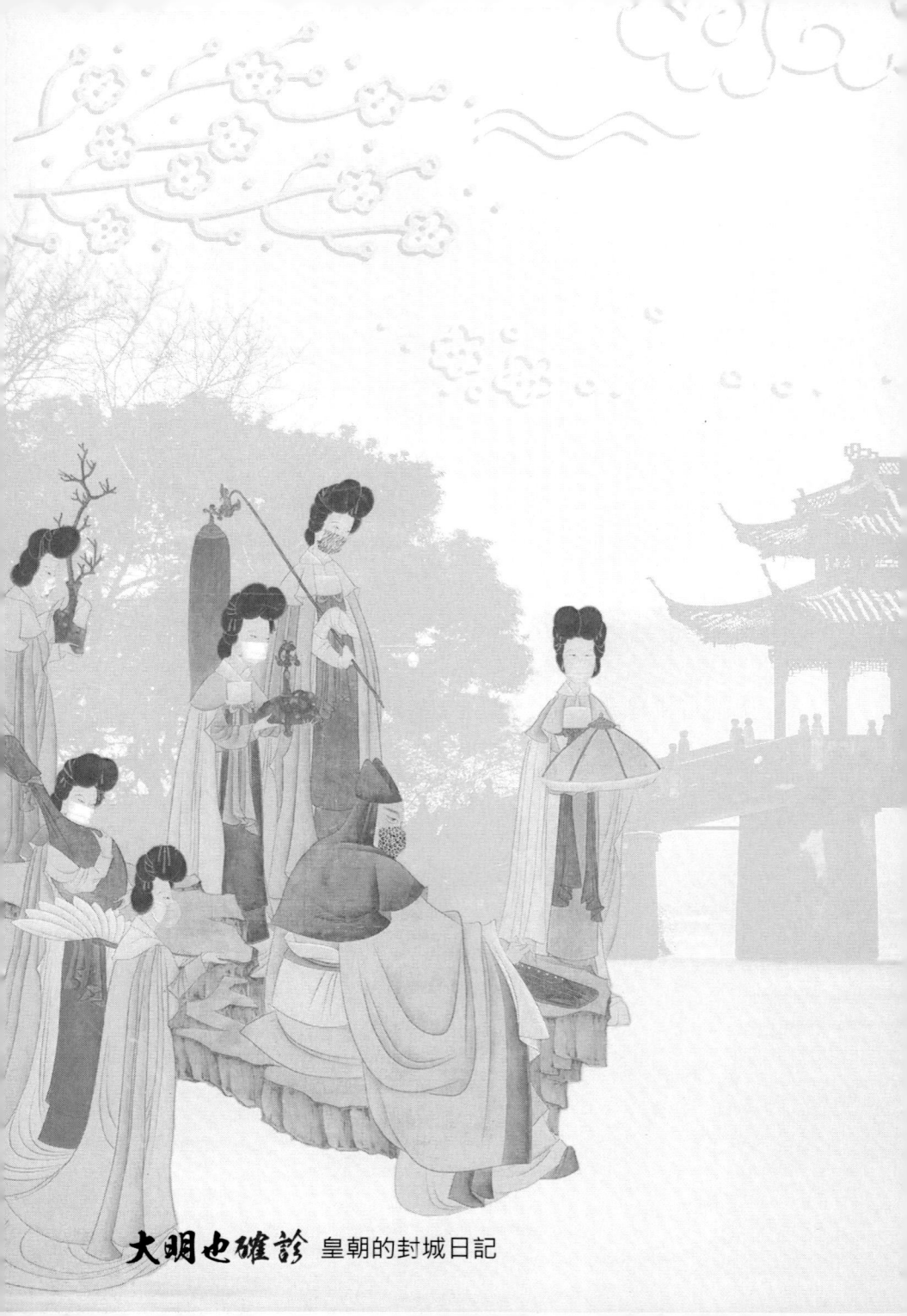

大明也確診 皇朝的封城日記

第二章　不亞於黑死病的明代大疫

　　首先要說明的是：明代瘟疫爆發的規模有大有小，本章主要探討明代「大疫」的特點。

第一節　明代大疫的空間分布

　　本書對明代疫情爆發的宏觀考察和各圖表資料來源，是根據萬斯同《明史稿》（卷三十八〈五行一・疾疫〉）和張廷玉《明史》（卷二十八〈五行一・疾疫〉）二書中所記載明代特大疫所製成。對以上二書的記載，以不增加二書記載之外的史料為原則，參照《明實錄》、《名山藏》二書考訂而得出結論。由於各地方志和文集中還有大量的疫情記載，各種史料對疫情記載的標準也不同，若以明清方志中的「大疫」記載為準也會有問題，萬斯同《明史稿》和張廷玉《明史》對少數重大疫情的記載肯定會有忽略或遺漏，因此這裡的宏觀統計，只能算一種對明代重大疫情「最低限度」的估計。筆者尤為重視萬斯同《明史稿》的史料價值，因為該書卷三十八〈五行一・疾疫〉，比張廷玉《明史》卷二十八〈五行一・疾疫〉一書所記載明代大疫的事實詳細很多，且錯誤很少。而張廷玉《明史》除了少數字句比萬斯同《明史稿》詳細外，由於刪減不當、考訂不精，可謂錯漏太多。

　　統計萬斯同《明史稿》和張廷玉《明史》記載的特大疫情，疫情爆發的年份不會有爭議，但對具體有多少場可以劃分為獨立疫區發生的疫情次數，由於史料表述模糊不清，每處疫區內疫情爆發地帶是否相鄰，難以準確認定。因此，本書對疫情、疫區場數的統計，看法不絕對準確，研究者所持觀點不同，必然會有各自意見，難以統一，在此特予說明。本書對明朝政

區,暫且取兩直隸、十三區的標準:北直隸、南直隸、山東(遼東都司)、山西(山西行都司)、河南、陝西(陝西行都司)、四川、江西、湖廣、浙江、福建、廣東、廣西、雲南、貴州。

一、明代疫情懶人包 part1（見表 2-1）

表 2-1

明朝各政區	人口總數	人口總數多少排名	各地區疫情總次數	疫情重輕排名
北直隸（北京）	1926595	10	10	2
南直隸（南京）	10755938	1	5	6
山東（遼東都司）	5255876	4	6	5
山西（山西行都司）	4072127	6	2	9
河南	1912542	11	4	7
陝西（陝西行都司）	2316569	9	8	3
四川	1466778	12	2	9
江西	8982481	3	10	2
湖廣	4702660	5	11	1
浙江	10487567	2	6	5
福建	3916806	7	7	4
廣東	3007932	8	1	10
廣西	1482671	13	3	8
雲南	259270	14	3	8
貴州	—	—	2	9

說明：此處統計的 75 場疫情，是把相鄰疫區都歸為同一疫區，故此處分區計算時，又將同一疫區列入各地區，各計算一次，所以不能把總次數再算為 75 場。此表還以萬曆《明會典》卷十九所記載洪武二十六年（1393）造冊人口數目為參考，

第二章　不亞於黑死病的明代大疫

由於洪武二十六年（1393）時只有北平布政司，還無北直隸，雖然人口總數的精確性很值得懷疑，但總還可以作為當時明代各政區人口分布的一個參考。

由表 2-1 可知：在明代，1368—1644 年，總計 277 年間，共有 54 年發生了 75 場疫情。從各地區疫情總次數來看，疫情爆發最頻繁的是湖廣（人口第 5），然後依次為北直隸（人口第 10）、江西（人口第 3）、陝西（人口第 9）、福建（人口第 7）、山東（人口第 4）、浙江（人口第 2）、南直隸（人口第 1）、河南（人口第 11）、廣西（人口第 13）、雲南（人口第 14）、山西（人口第 6）、四川（人口第 12）、貴州、廣東（人口第 8）。

在分政區考察明代疫情的分布特點時，本書參考大量明代地方志、《明實錄》的記載補充說明，把萬斯同《明史稿》（卷三十八〈五行一·疾疫〉）和張廷玉《明史》（卷二十八〈五行一·疾疫〉）二書中所記載之外的疫情，都納入考察範圍，力圖細化對明代疫情的具體認識。

二、明代疫情懶人包 part2（見表 2-2、表 2-3）

表 2-2

明朝行政區域	各地區疫情年總次數	明代歷史總年數	兩次疫情年平均間隔年數	疫情排名（從重到輕）
北直隸（北京）	21	277	13.2	2
江西	14	277	19.8	4
湖廣	16	277	17.3	3
南直隸（南京）	24	277	11.5	1

陝西（陝西行都司）	12	227	23.1	5
山東（遼東都司）	11	277	25.2	6
福建	12	277	23.1	5
河南	9	277	30.8	7
浙江	9	277	30.8	7
廣西	6	277	46.2	8
貴州	6	277	46.2	8
山西	3	277	92.3	9
雲南	1	277	277	11
廣東	2	277	138.5	10
四川	3	277	92.3	9

表 2-3

明朝行政區域	人口總數	人口總數多少排名	各地區疫情總次數	疫情重輕排名
北直隸（北京）	1926595	10	23	2
南直隸（南京）	10755938	1	25	1
山東（遼東都司）	5255876	4	11	7
山西（山西行都司）	4072127	6	3	12
河南	1912542	11	9	9
陝西（陝西行都司）	2316569	9	12	6
四川	1466778	12	3	12
江西	8982481	3	14	4
湖廣	4702660	5	17	3
浙江	10487567	2	10	8
福建	3916806	7	13	5
廣東	3007932	8	2	13
廣西	1482671	13	7	10
雲南	259270	14	3	12
貴州	—	—	6	11

說明：此表還是以萬曆《明會典》卷十九所記載洪武二十六年造冊人口數目為參考。

由表 2-2 可知，從各地區疫情年總次數的角度來看，參考

第二章　不亞於黑死病的明代大疫

大量地方志、《明實錄》的記載後,考察的結論有所變化:在明代,從疫情爆發年的出現頻率來看,疫情爆發最頻繁的是南直隸(人口第1),北直隸(人口第10)次之,湖廣(人口第5)次之,江西(人口第3)次之,陝西(人口第9)、福建(人口第7)次之,山東(人口第4)次之,河南(人口第11)、浙江(人口第2)次之,廣西(人口第13)、貴州次之,山西(人口第6)、四川(人口第12)次之,廣東(人口第八)次之,雲南(人口第14)出現頻率最低。

由表2-3可知,參考大量地方志、《明實錄》的記載,再從各地區疫情總次數角度來看,結論為:在明代,從各地區疫情總次數來看,疫情爆發最頻繁的是南直隸(人口第1),北直隸(人口第10)次之,湖廣(人口第5)次之,江西(人口第3)次之,福建(人口第7)次之,陝西(人口第9)次之,山東(人口第4)次之,浙江(人口第2)次之,河南(人口第11)次之,廣西(人口第13)次之,貴州次之,山西(人口第6)、雲南(人口第14)、四川(人口第12)次之,廣東(人口第八)疫情爆發最少。

以上三種結論,由於統計資料不同,各種史料的創作者對疫情嚴重與否的標準,在資訊取捨上可能有所忽略,或者誇大縮小,尤其是地方志資料,使我們對不同地區爆發疫情的認識大大改觀。從三種結論來看,明代大疫的發生,與人口分布有一定的關聯,人口分布越密集的政區,大疫的總次數或爆發

頻率往往最多，如南直隸、江西。但明代大疫的爆發，與各政區人口分布不均衡也沒有絕對關係，如浙江人口總數居明代第二，但大疫卻較少發生，疫情的嚴重程度比較靠後。北直隸在洪武二十六年（1393）時，官方記載人口總數為1926595口，到萬曆六年（1578）時，也不過4264898口；但北直隸爆發大疫的次數幾乎最嚴重。這是因為，北直隸的大疫常爆發於北京城附近，說明與人群的聚集度有關。因此，若只是從政區總人口與疾病的關係來解釋明代大疫爆發的特點，並不是最有說服力。對明代大疫地區分布不均衡的解釋，還應該考慮其他因素，如各政區下人群聚集的不均衡性、各政區或每次大疫所在特殊的地理環境、氣候環境、疫病本身獨特的發作規律。因此，在以下對各地區疫情特點的敘述中，筆者將按照各地區疫情嚴重程度排名，從重到輕敘述。

三、明代大疫的分布規律

1. 北直隸

在明代，順天府所在北直隸地區，從1368—1644年，共277年歷史，至少有21個疫情爆發年，發生了23場大小疫情。該地區疫情特點為：

(1) 就疫情範圍而言，「省府」順天府常是整個疫情的重點地區，順天府府治北京城經常發生重大疫情，其他區域也時常發生，在整個地區分布面廣。多數疫情發生

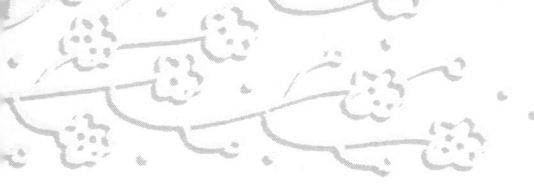

在一府範圍內，局部危害嚴重，也時常有波及數府或北直隸大部分地區的特大疫情，整體危害也很大。

(2) 就爆發季節而言，夏季是最高發季節，春季次之，秋季再次之，冬季最少發生疫情。

(3) 就爆發月份而言，三、四、五、六月最易爆發，正月次之，二、七、八月再次之（略等），其他季節缺少記載。

(4) 就疫情爆發的氣候環境而言，氣候正常年份爆發疫情的頻率，略高於氣候異常年。

(5) 就疫情年相隔時間而言，兩次疫情年平均間隔年數為約 13.2 年。

(6) 就一次疫情持續時間而言，一般數月不等，如三個月、八個月，最長的約斷續兩年。

2. 南直隸

在明代，應天府所在南直隸地區，從 1368—1644 年，共 277 年歷史，至少有 24 個疫情爆發年，發生了 25 場大小疫情。該地區疫情特點為：

(1) 就疫情範圍而言，應天府不像北直隸順天府那樣，應天府很少發生疫情，府治南京城也不是疫情爆發的重點地區，而更多分布在整個南直隸的其他區域。多數疫情發生在一府範圍之內，局部危害嚴重，也時常有

波及數府或南直隸大部分地區的特大疫情，整體危害也很大。

(2) 就爆發季節而言，夏季是疫情最高發季節，秋季次之，春季再次之，冬季幾乎無疫情記載。

(3) 就爆發月份而言，四月最易爆發，五、七月次之，一、三、六月再次之（略等），其他季節缺少記載。

(4) 就疫情爆發的氣候環境而言，與北直隸不同，氣候異常年份爆發疫情的次數最多，大大高於氣候正常年份。

(5) 就疫情年相隔時間而言，兩次疫情年平均間隔年數為約 11.5 年。

(6) 就一次疫情持續時間而言，一般數月不等，最長的約斷續數年。

3. 江西

在明代，南昌府所在江西地區，從 1368—1644 年，共 277 年歷史，至少有 14 個疫情爆發年，發生了 14 場大小疫情。該地區疫情特點為：

(1) 就疫情範圍而言，「省府」南昌府不像北直隸北京城那樣，南昌府很少發生疫情，府治南昌城也不是疫情爆發的重點地區，更多分布在江西的其他區域。多數疫情發生在一府範圍之內，局部危害嚴重，也時常有波及數府或江西大部分地區的特大疫情，整體危害也很

大。

(2) 就爆發季節而言，與北直隸和南直隸都不相同，該地區夏季是略高發季節，春季、秋季、冬季發生特大疫情的機率相當，並且和夏季的機率相差不遠，一年中每個季節都可能發生重大疫情。

(3) 就爆發月份而言，六、八兩月最易爆發，二、三、十一月次之（略等），其他月份缺少記載。

(4) 就疫情爆發的氣候環境而言，江西的特大疫情，多數都是在當地氣候正常的年份爆發。

(5) 就疫情年相隔時間而言，兩次疫情年平均間隔年數為約 19.8 年。

(6) 就一次疫情持續時間而言，一般約數月，最嚴重者也曾斷續三年。

4. 湖廣

在明代，武昌府所在湖廣地區，從 1368—1644 年，共 277 年歷史，至少有 16 個疫情爆發年，發生了 17 場大小疫情。該地區疫情特點為：

(1) 就疫情範圍而言，「省府」武昌府是疫情爆發的重點區域，其他區域也不少，多數疫情發生在一府範圍之內，局部危害嚴重，似乎少有波及整個地區的疫情，整體危害稍小。

(2) 就爆發季節而言，與北直隸、南直隸、江西地區都不相同，表現出新的特點。該地區冬季爆發特大疫情的機率最高，大大高於其他季節。夏季次之，秋季次之，春季次之。

(3) 就爆發月份而言，三、六、七、十一月略等，可統計數據僅有四項，其他月份也缺少記載。

(4) 就疫情爆發的氣候環境而言，該地區氣候正常年份爆發特大疫情的頻率，更高於氣候異常年份。

(5) 就疫情年相隔時間而言，兩次疫情年平均間隔年數為約 17.3 年。

(6) 就一次疫情持續時間而言，一般約數月，最嚴重者也曾斷續兩年。

5. 陝西

在明代，西安府所在陝西地區，從 1368—1644 年，共 277 年歷史，至少有 12 個疫情爆發年，發生了 12 場大小疫情。該地區疫情特點為：

(1) 就疫情範圍而言，「省府」西安府和府治是疫情爆發的重點區域，其他區域也不少，局部危害嚴重。但該地區常有波及大部分地區的疫情，整體危害較嚴重。

(2) 就爆發季節而言，夏季稍易爆發，春季次之，冬季次之，秋季次之。

(3) 就爆發月份而言,除六月最易爆發外,其他一、二、三、四、七、十、十二等月次之(略等),這些月份爆發疫情的機率相當,其他缺少記載。

(4) 就疫情爆發的氣候環境而言,該地區氣候異常年份爆發特大疫情的頻率,約等於氣候正常年份,具有自己的特點。

(5) 就疫情年相隔時間而言,兩次疫情年平均間隔年數為約 23.1 年。

(6) 就一次疫情持續時間而言,最長的約六個月,出現斷續數年疫情的情況似乎缺少記載。

6. 山東

在明代,濟南府所在山東地區,從 1368—1644 年,共 277 年歷史,至少有 11 個疫情爆發年,發生了 11 場大小疫情。該地區疫情特點為:

(1) 就疫情範圍而言,「省府」濟南府是疫情爆發的重點區域,但府治似乎不是疫情常發區。其他地區也有不少疫情發生,局部危害嚴重。該地區也常有波及大部分地區的疫情,整體危害較嚴重。

(2) 就爆發季節而言,春季略高,秋季次之,夏季次之,冬季缺少記載。

(3) 就月份而言,除九月稍易爆發外,其他一、五、六、

八等月次之（略等）。

(4) 就疫情爆發的氣候環境而言，該地區氣候正常年份爆發特大疫情的頻率，更高於氣候異常年份。

(5) 就疫情年相隔時間而言，兩次疫情年平均間隔年數為約 25.1 年。

(6) 就一次疫情持續時間而言，最長的約六個月，出現斷續數年疫情的情況似乎不多。

7. 河南

在明代，開封府所在河南地區，從 1368—1644 年，共 277 年歷史，至少有 9 個疫情爆發年，發生了 9 場大小疫情。該地區疫情特點為：

(1) 就疫情範圍而言，「省府」開封府是疫情爆發的重點區域，但府治似乎不是疫情常發區。其他地區也有疫情發生，該地區常有波及大部分地區的疫情，整體危害較嚴重。

(2) 就爆發季節而言，該地區有顯著特點。春季、夏季爆發特大疫情的機率最高，約略相等，其他季節缺少記載。

(3) 就爆發月份而言，六月稍易發生疫情，二、三、四月次之，其他月份缺少記載。

(4) 就疫情爆發的氣候環境而言，該地區氣候異常年份爆

發特大疫情的頻率，大大高於氣候正常年份，具有顯著特點。

(5) 就疫情年相隔時間而言，兩次疫情年平均間隔年數為約 30.8 年。

(6) 就一次疫情持續時間而言，一般數月，最嚴重者也曾斷續數年。

8. 浙江

在明代，杭州府所在浙江地區，從 1368—1644 年，共 277 年歷史，至少有 9 個疫情爆發年，發生了 10 場大小疫情。該地區疫情特點為：

(1) 就疫情範圍而言，「省府」杭州府和府治似乎不是疫情爆發的重點區域，缺少記載，疫情大都發生在其他地區。該地區多數疫情波及面都很窄，一般都在一府範圍內，最多數疫情發生在一府範圍之內或三府範圍內，該地區似乎很少發生波及大部分區域的疫情，整體危害稍小。

(2) 就爆發季節而言，春季爆發特大疫情的機率最高，秋季次之，夏季次之，冬季似乎無記載。

(3) 就爆發月份而言，三月最易爆發，六、七月曾發生，其他月份缺少記載。

(4) 就疫情爆發的氣候環境而言，該地區氣候正常年份爆

發特大疫情的頻率,比氣候異常年份明顯偏高。

(5) 就疫情年相隔時間而言,兩次疫情年平均間隔年數為約 30.8 年。

(6) 就一次疫情持續時間而言,約數月,似乎缺少斷續數年的記載。

9. 福建

在明代,福州府所在福建地區,從 1368—1644 年,共 277 年歷史,至少有 12 個疫情爆發年,發生了 13 場大小疫情。該地區疫情特點為:

(1) 就疫情範圍而言,「省府」福州府是疫情爆發的重點區域,但府治似乎不是疫情常發區。其他區域常有疫情發生。最多數疫情發生在一府範圍之內,該地區也常有波及大部分地區的疫情,整體危害較嚴重。

(2) 就爆發季節而言,該地區有顯著特點。秋季爆發特大疫情的機率最高,冬季次之,春季、夏季次之(約略相等),冬季最嚴重。

(3) 就爆發月份而言,除八月最易爆發外,十一月次之,其他二、三、四、六、七、十等月次之(略等)。

(4) 就疫情爆發的氣候環境而言,該地區氣候異常年份爆發特大疫情的頻率,約等於氣候正常年份,具有自己的特點。

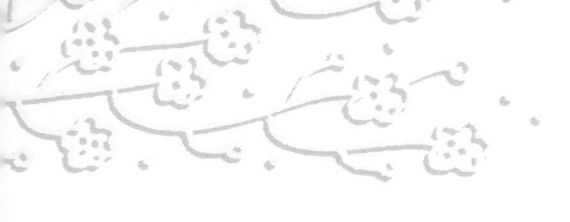

(5) 就疫情年相隔時間而言，兩次疫情年平均間隔年數為約 23.1 年。

(6) 就一次疫情持續時間而言，一般約數月，最嚴重者也曾斷續兩年。

10. 廣西

在明代，桂林府所在廣西地區，從 1368—1644 年，共 277 年歷史，至少有 6 個疫情爆發年，發生了 7 場大小疫情。該地區疫情特點為：

(1) 就疫情範圍而言，「省府」桂林府是疫情爆發的重點區域，局部危害嚴重，但府治似乎不是疫情常發區。其他地區也常有疫情發生。最多數疫情發生在一府範圍之內，該地區似乎很少發生波及數府或大部分區域的疫情，整體危害稍小。

(2) 就爆發季節而言，該地區有顯著特點。秋季爆發特大疫情的機率稍高，春季、夏季次之（約略相等）其他季節缺少記載。

(3) 就爆發月份而言，九月最易爆發疫情，二、五、六等月都曾發生疫情，其他缺少記載。

(4) 就疫情爆發的氣候環境而言，該地區氣候正常年份爆發特大疫情的頻率，比氣候異常年份略高。

(5) 就疫情年相隔時間而言，兩次疫情年平均間隔年數

約 46.2 年。

(6) 就一次疫情持續時間而言,一般數月,最嚴重者也曾斷續數年。

11. 貴州

在明代,貴陽府所在貴州地區,從 1368—1644 年,共 277 年歷史,至少有 6 個疫情爆發年,發生了 6 場大小疫情。該地區疫情特點為:

(1) 就疫情範圍而言,「省府」貴陽府似乎不是疫情爆發的重點區域,其他區域偶有疫情發生。該地區多數疫情波及面很窄,一般都在一府範圍內,很少有波及整個地區的疫情記載,整體危害較輕。

(2) 就爆發季節而言,春季、秋季、冬季略等,夏季缺少記載。

(3) 就爆發月份而言,三月最易發生,八月曾發生,其他月份缺少記載。

(4) 就疫情爆發的氣候環境而言,該地區氣候正常年份爆發特大疫情的頻率,大大高於氣候異常年份。

(5) 就疫情年相隔時間而言,兩次疫情年平均間隔年數為約 46.2 年。

(6) 就一次疫情持續時間而言約數月,似乎缺少斷續數年的記載。

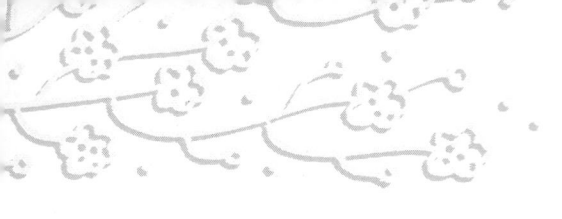

12. 山西

在明代,太原府所在山西地區,從 1368—1644 年,共 277 年歷史,至少有 3 個疫情爆發年,發生了 3 場大小疫情。該地區的疫情特點為:

(1) 就疫情範圍而言,「省府」太原府似乎不是疫情爆發的重點區域,和其他地區一樣,都缺乏記載。該地區有記載的 3 場疫情,似乎都波及大部分區域,整體危害嚴重。

(2) 就爆發季節而言,春季、夏季都曾發生疫情,其他季節缺少記載。

(3) 就爆發月份而言,三月稍易發生,六月也曾發生,其他月份缺少記載。

(4) 就疫情爆發的氣候環境而言,都是氣候正常年份爆發的疫情。

(5) 就疫情年相隔時間而言,缺少記載。

(6) 就一次疫情持續時間而言,似乎僅持續數月,缺少記載。

13. 四川

在明代,成都府所在四川地區,從 1368—1644 年,共 277 年歷史,至少有 3 個疫情爆發年,發生了 3 場大小疫情。該地區疫情特點為:

(1) 就疫情範圍而言,「省府」成都府,似乎缺少疫情記載。其他地區偶有疫情發生。有記載的 3 場疫情,波及範圍都在一府之內,局部危害嚴重,整體危害較輕。

(2) 就爆發季節而言,春季、夏季曾發生,其他缺少記載。

(3) 就爆發月份而言,缺少記載。

(4) 就疫情爆發的氣候環境而言,是氣候正常年份爆發的疫情。

(5) 就疫情年相隔時間而言,缺少記載。

(6) 就一次疫情持續時間而言,似乎僅持續數月,缺少記載。

14. 雲南

在明代,雲南府所在雲南地區,從 1368—1644 年,共 277 年歷史,至少有 1 個疫情爆發年,發生了 3 場大小疫情。對該地區的疫情考察,還需要發掘史料,才能做出更準確的判斷。該地區疫情特點為:

(1) 就疫情範圍而言,「省府」雲南府似乎不是疫情爆發的重點區域,缺乏記載。其他地區偶有疫情發生,多數疫情波及面都很窄,一般都在一府或一衛範圍之內,幾乎不見有波及整個地區的疫情,整體危害較輕,缺少更多記載。

(2) 就爆發季節而言,秋季曾發生疫情,其他季節缺少記

載。
- (3) 就爆發月份而言，七月曾發生，其他月份缺少記載。
- (4) 就疫情爆發的氣候環境而言，都屬於氣候正常年份。其他缺少記載。
- (5) 就疫情年相隔時間而言，缺少記載。
- (6) 就一次疫情持續時間而言，1502年雲南景東衛爆發的一次疫情，似乎斷續兩年。

15. 廣東

在明代，廣州府所在廣東地區，從1368—1644年，共277年歷史，至少有2個疫情爆發年，發生了2場大小疫情。該地區疫情特點為：

- (1) 就疫情範圍而言，「省府」廣州府似乎缺少疫情記載，其他地區偶有疫情發生。有記載的兩場疫情，波及範圍都在一府之內，局部危害嚴重，整體危害較輕。
- (2) 就爆發季節而言，秋季、冬季曾發生，其他缺少記載。
- (3) 就爆發月份而言，七、十一月曾發生，其他缺少記載。
- (4) 就疫情爆發的氣候環境而言，一場屬氣候正常年份，另一場屬氣候異常年份，其他缺少記載。
- (5) 就疫情年相隔時間而言，缺少記載。
- (6) 就一次疫情持續時間而言，似乎僅持續數月，缺少記載。

四、明代大疫爆發年的疫區次數特點（見表2-4）

表2-4

疫情年獨立疫區總數	同類區域不同年份總數統計
1	39
2	11
3	3
5	1

由表2-4可知：如果不考慮每個獨立不相鄰疫區的地理範圍大小，明代每個疫情爆發年，全國獨立不相鄰的疫區往往只有1個或2個，同時出現3個以上疫區的情況比較少見。這些疫區，小則一縣、一衛、一府（直隸州），大則數府（直隸州）、一省（省指布政司或都司轄地）、數省（最多為5省）。但值得說明的是，由於史料缺乏和其記載泛泛，波及一省或數省的瘟疫，似乎多失確切。

五、明代每場大疫危害的範圍特點（見表2-5）

表2-5

各行政區域	疫情總次數	頻率排名（從高到低）
一府（直隸州）	42	1
數府（直隸州）	19	2
一省（布政司、直隸、都司轄區）	7	3
數省（布政司、直隸、都司轄區）	4	4
數衛（如遼東都司、陝西都司專轄的衛所）	3	5

由表2-5五可知：在明代，爆發特大疫情的最常見區

第二章 不亞於黑死病的明代大疫

域是在一府（或一直隸州，非如遼東都司、陝西都司專轄的衛所，列入府下）的範圍內，次之為數府（或直隸州）的範圍內。疫情危害波及一省（布政司、直隸、都司轄區）甚至數省（布政司、直隸、都司轄區）的超級特大疫情出現次數很少。雖然這類超級特大疫情出現的次數不多，但在多種社會或自然因素的作用下，由於波及面較廣，往往危害極為嚴重，波及數衛的情況最少見。

第二節　明代大疫的時間分布

一、從瘟疫爆發次數，看哪位明朝皇帝最帶賽　（見表2-6）

表 2-6

歷史時期	受災次數	大疫次數重輕排名	各時期年份總數	平均年頻率	大疫頻率重輕排名
洪武	3	7	31	0.96774	10
永樂	7	4	22	0.318182	6
宣德	5	6	10	0.5	3
正統至天順	16	1	29	0.551724	2
成化	11	2	23	0.478261	4
弘治	10	3	18	0.555556	1
正德	6	5	16	0.375	5
嘉靖	7	4	45	0.155556	8
萬曆	5	6	47	0.106383	9
崇禎	5	6	17	0.294118	7

由表 2-6 可知：若僅從爆發次數考察，明代大疫最嚴重的時期，當數明英宗、明代宗所在正統至天順年間，後依次為成化年間、弘治年間，永樂、嘉靖年間，正德年間，宣德、萬曆、崇禎年間，爆發疫情最少的當數洪武年間。若從各皇帝在位時期的大疫爆發年頻率來看，不考慮每次大疫的死亡人數和波及面積，明代大疫最嚴重的當數弘治年間，後依次為正統至天順年間、宣德年間、成化年間、正德年間、永樂年間、崇禎年間、嘉靖年間、萬曆年間，爆發疫情最少的當數洪武年間。這兩種角度，從準確性來講，似乎應當以大疫爆發年頻率的考察相對準確。

二、什麼季節最容易爆發瘟疫？（見表 2-7）

表 2-7

季節名稱	各季節總次數	排名
春季	23	1
夏季	17	2
秋季	17	2
冬季	11	3

注：此表為嚴重程度排名（由重到輕、月份為農曆）。

由表 2-7 可知：在明代，有明確爆發季節記載的 75 場疫情可統計。從各地區疫情季節分布來看，春季爆發的疫情次數最多，夏季和秋季約略相等，冬季爆發疫情的次數最少。

第二章　不亞於黑死病的明代大疫

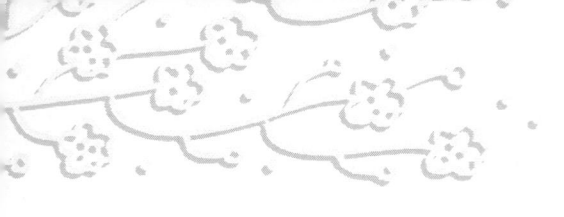

三、__月來臨，小心瘟疫（見表 2-8）

表 2-8

月份	各月總次數	排名
正月	4	6
二月	4	6
三月	4	6
四月	5	5
五月	6	4
六月	9	2
七月	10	1
八月	8	3
九月	5	5
十月	1	8
十一月	2	7
十二月	1	8

由表 2-8 可知：在明代，總共 75 場疫情，除去 20 場具體爆發月份無法統計的疫情外，可統計有明確爆發月份記載的疫情總數為 55 場。從疫情爆發的月份分布來看，七月是疫情爆發最嚴重的月份，六月次之，八月次之，五月次之，四月、九月次之，正月、二月、三月次之，十一月次之，十月、十二月次之。七月、六月、八月，是疫情爆發最嚴重的月份；十月、十一月、十二月疫情最少（月份為傳統的農曆）。

四、瘟疫有爆發規律嗎？（見表 2-9）

表 2-9

兩次疫情爆發年之間間隔年數	相同間隔年數的重複次數統計	排名
1	22	1
2	9	2
3	1	6
4	5	3
5	4	4
6	3	5
7	1	6
11	1	6
16	1	6
17	1	6
19	1	6
20	1	6
24	1	6
28	1	6
29	1	6

由表 2-9 可知：在明代，從 1368—1644 年，一共 277 年，疫情爆發年總數為 54 年。每兩次疫情爆發年份相隔的年數統計，若除去起始年份一年，則總年數為 53 年。在明代，兩次疫情年之間的間隔的平均年份中，相隔 1 年的情況最常見，2 年次之，4 年次之，5 年次之，6 年次之，其他時間段比較少見。這說明疫情發生幾乎每隔 1 年或 2 年，明代社會常會面臨特大疫情的嚴峻考驗，十年以上無疫情的狀況很罕見，平均每 5.12 年就會在明朝境內發生重大疫情。

第二章　不亞於黑死病的明代大疫

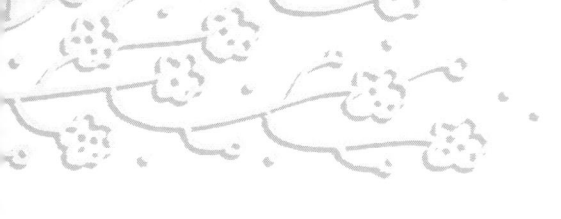

五、查明代瘟疫的資料？找這種書才是行家！

本節所查閱明代地方志，僅隨機統計三種資料匯編。在廖鷺芬所編《天一閣藏明代方志選刊目錄》（1981—1982年上海古籍書店重印浙江寧波天一閣藏明刻本）共收錄107種明代地方志，其中約26種地方志有較明確的疫情記載。在馬小林等輯《國家圖書館藏明代孤本方志選》（2000年北京中華全國圖書館文獻縮微複製中心用國家圖書館藏本影印）共收錄23種明代地方志，其中4種地方志有較明確的疫情記載。在吳湘湘主編《中國史學叢書》初編、三編（臺北市：臺灣書局印行，1987年6月初版）中，共收錄約26種明代地方志，其中約9種地方志有明確的疫情記載。綜合統計，這156種明代地方志中，除去《天一閣藏明代方志選刊目錄》和《中國史學叢書》初編重複收錄的《（明）弘治十五年徽州府志》外，僅僅39種地方志中有明代當地重大疫情的記載，其整理見表2-10。

表 2-10

疫情區域	疫情爆發的年份	疫情總次數	該地方志修成的年份	明初1368—地方志修成年的總年數	疫情間隔年統計
北直隸河間府	1519	1	1540	173	173
北直隸真定府臨城	1494 1530	4	1567	200	100

北直隸順天府霸州	1517	1	1548	181	181
北直隸保定府雄縣	1517 1519	2	1537	170	85
南直隸蘇州府昆山縣	1454	3	1538	171	171
南直隸揚州府儀徵縣	1524	2	1567	200	200
南直隸揚州府寶應縣	1524	1	1527	160	160
浙江臺州府黃岩縣	1521 1546 1566 1577	1	1579	212	53
浙江湖州府武康縣	1545	1	1550	183	183
南直隸鳳陽府宿州	1482 1524	2	1537	170	85
南直隸池州府	1494 1517 1524	3	1545	178	59.3
南直隸鳳陽府壽州	1508 1523	2	1559	183	91.5
南直隸鳳陽府天長縣	1524	1	1550	183	183
福建延平府	1475	1	1525	1158	158
嘉靖邵武府	1416 1449 1475	3	1553	186	62

江西九江府彭澤縣	1481	1	1527	160	160
河南歸德府夏邑縣	1523	1	1548	181	181
河南開封府尉氏縣	1538	1	1547	180	180
河南汝州魯山縣	1539	1	1552	185	185
湖廣承天府沔陽州	1529	1	1531	164	164
湖廣郴州	1472 1486 1544	3	1576	209	69.7
湖廣衡州府	1522 1417 1486	3	1536	169	56.3
廣東惠州府和平縣	1551	1	1556	189	189
四川馬湖府	1529	1	1555	188	188
貴州思南府	1529	1	1536	169	169
貴州普安州	1546	1	1553	186	186
北直隸順德府廣宗縣	1588	1	1598	231	231
陝西西安府醴泉縣	1587 1588	2	1638	271	135.5
山東濟南府武定州	1519 1611	2	1639	272	136
南直隸徐州碭山縣	1523	1	1639	272	272

南直隸徽州府	1513	2	1566	199	99.5
	1524				
廣西桂林府境內融江流域	1500	1	1599	232	232
南直隸徐州	1452	3	不詳	不詳	不詳
	1466				
	1523				
南直隸蘇州府嘉定縣	1510	5	1605	238	47.6
	1539				
	1545				
	1579				
	1583				
南直隸常州府無錫縣	1455	1	1484	117	117
南直隸常州府無錫縣	1511	1	1513	146	146
南直隸蘇州府昆山縣	1555	1	1576	209	209
福建泉州府	1562	1	1612	245	245
南直隸蘇州府常熟縣	1455	4	1539	172	43
	1492				
	1510				
	1511				

　　由表 2-10 可知，如果不去細分這些地方志所在府、州、縣等政區的相互隸屬或包含關係，也不考慮各地方志從 1368 年到方志修成年，總年份的長短差異，統計後可以得出三點結論：

第二章　不亞於黑死病的明代大疫　　49

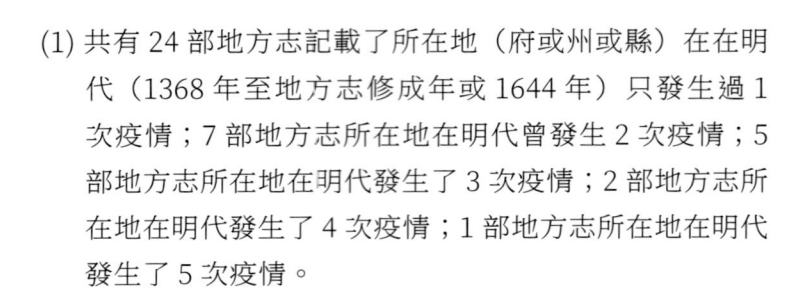

(1) 共有 24 部地方志記載了所在地（府或州或縣）在在明代（1368 年至地方志修成年或 1644 年）只發生過 1 次疫情；7 部地方志所在地在明代曾發生 2 次疫情；5 部地方志所在地在明代發生了 3 次疫情；2 部地方志所在地在明代發生了 4 次疫情；1 部地方志所在地在明代發生了 5 次疫情。

(2) 在這 39 種記載當地重大疫情的地方志中，疫情間隔年從 43 年到 245 年不等。對同一個地區（府或州或縣）而言，最嚴重的情況，就是每 43 年就碰到重大疫情，大多數地區都是一百多年一遇。如果把從來沒有疫情記載的地方志也考慮進去，不少地區可能整個明代都沒有重大疫情。

(3) 在各地方志的記載中，往往在各地方志的〈祥異〉、〈災異〉、〈災祥〉、《天文志》、《郡紀》、《郡事紀》、〈雜志〉、〈拾遺志〉、《雜記考》等部分記載疫情、水災、旱災、飢荒、蟲災、人相食等天災人禍。值得注意的一點是，在氣候異常或發生重大水災、旱災或人相食等情況下，傳染性強的重大疫情並不一定相伴，而大多單獨爆發，大災之後也不一定有大疫。

第三節　氣候悶熱會比較容易爆發瘟疫嗎？

　　大疫爆發的環境通常是多樣化的，如與飢荒相伴、水災後的疫癘大作、陰雨連綿環境、大旱之時、高溫或酷暑、衛生狀況太差、人群或畜群過於密集、罕見氣候異常、特殊的地理環境、水土不服、綜合因素交互作用等，都是大疫發生的可能環境。歷史已經過去，只能透過現場調查、醫學實驗等手段，具體了解當時各地疫情的情況，歷史學可從史料中考證當時疫癘發作的環境，探討致病因素。

　　有與飢荒相伴而生者。與飢荒相伴而生的疫情，又往往與水災、旱災等因素密切相關，如明初人龔詡在《野古集》卷中曾有詩兩首，記載疫情的危害，一首為〈甲戌民風近體寄葉給事八首〉之一，其中記載：

　　疫癘飢荒相繼作，鄉民千萬死無辜。

　　浮屍暴骨處處有，束薪斗粟家家無。

　　只緣後政異前政，致得今吳非昔吳。

　　寄語長民當自責，莫將天數厚相誣。

　　寇天敘，正德朝進士，曾任應天府丞。嘉靖三年（1524），應天府出現「大飢、人相食」的情況，寇天敘竭力賑濟，設粥以食流民。後瘟疫又作，府丞又給藥以救[1]。天順

---

[1] （明）焦竑：《國朝獻徵錄》卷之四十〈兵部右侍郎涂水寇公天敘墓誌銘〉，吳湘湘主編《中國史學叢書》，臺北：臺灣學生書局印行，1984年12月再版，第1668頁。

元年（1457），進士劉璋任山東參政時，山東民眾先是大飢，「道殣相望」，後又「熏蒸成大疫」，劉璋的同僚五人染疫，其中三人竟然死亡[1]。

明代中後期的王宗沐在《山西災荒疏》中記載：大約是嘉靖末年或者萬曆末年，陝西發生災荒時，明朝的宗室成員中「以飢疫死者幾二百位」、「不幸遇荒、兩俱病困」的情況[2]；明人鄒元標曾談論疫情和飢荒的關係，認為：「積疫之苦，人皆知救荒，不知救疫。疫者，荒之因也。民飢餓中，虛濕相蒸。始一人，終千百人。始一隅，卒窮鄉極邑。西江會城數月八千有餘藁葬，餘有生者可知已！臣邑月一城門外出五百人，他邑又可知已。臣以為此西江則然，及舟經南直隸等處，巨室悉成莽蒼，甚至父子不相顧，兄弟不相往來。嗟，嗟，天何使民至此極哉！臣郡邑賴各官竭力布醫施藥，稍緩須臾。不然，城郭不幾丘墟乎？臣因悟曩之死者皆枉也！」

因此他建議擴大官方的醫療救助[3]。

有水災後的疫癘大作者。明人何喬新在《椒邱文集》卷二十五〈七言絕句・福安書事〉中記載：「福安連歲被寇，加

---

1 （明）焦竑：《國朝獻徵錄》卷之五十〈榮祿大夫太子少保工部尚書劉公璋神道碑〉，吳湘湘主編《中國史學叢書》，臺北：臺灣學生書局印行，1984年12月再版，第2093頁。
2 （明）陳子龍等輯：《明經世文編》卷之三百四十三《王敬所集一・山西災荒疏》，北京：中華書局，1962年版，第3674頁。
3 （明）陳子龍等輯：《明經世文編》卷之四百四十六《鄒忠憲公奏疏二・敷陳史治民瘼懇乞及時修舉疏》，北京：中華書局，1962年版，第4898頁。

以洪水為災,室廬蕩然,水後疫氣大作,死者什三四,甚至家無噍類,鄰里懼其相染也,不敢過門,故死者往往暴露不葬。嗚呼哀哉,何吾民之不幸也。予行部至縣,延問父老,慨嘆不已。雖悉心圖之,然才非張養浩,未能有濟也。因即所見,漫成十絕,用貽一二同志,庶幾共圖救荒之策云。」

有在陰雨連綿環境者。正德年間,王守仁奉命鎮壓南贛的叛亂。當時農曆正月至三月間,出現了「陰雨連綿、人多疾疫」的情況,由於叛亂已平,王守仁建議罷兵 1。萬曆四十四年(1586)六月,北京「出現了會暑雨,獄中多疫」的情況,刑部給事中和閣臣請求皇帝下令熱審,以盡快發落犯人,明神宗卻「不報」[2]。

有在大旱之時者。成化七年(1471)五月,北京一帶「荒旱之餘,大疫流行,軍民死者枕藉於路」[3]。工部主事費瑄,於成化年間奉命管呂梁洪,「築石壩扞水以通漕舟、作石堤以便輓者、歲省修堤草束役錢各三十餘萬。」「又時旱疫,瑄設法賑濟所全活眾」,以至「民思之私為立祠」。

成化十三年(1477)四月,巡撫湖廣左副都御史劉敷上奏,自成化十二年(1476),「夏秋亢旱,田禾損傷,人染疫

---

[1] (明)陳子龍等輯:《明經世文編》卷之一百三十《王文成公文集一‧浰頭捷音疏》,北京:中華書局,1962 年版,第 1254 頁。
[2] 《明神宗實錄》卷五四六,萬曆四十四年六月乙未條,臺北:中央研究院歷史語言研究所校勘影印本,1962 年版,第 10354 頁。
[3] 《明憲宗實錄》卷九一,成化七年五月辛巳條,第 1761 頁。

第二章　不亞於黑死病的明代大疫

瘟，死者甚眾。今春大雨冰雹，牛死什八九」[1]；進士侯觀，任河南登封縣令時，成化十八年（1482）該地出現了「大旱繼以瘟疫」的情況，後來大雨如注，才使得「病者以起」，疫情得到控制[2]。嘉靖二年（1523）四月，知州張淮上請於禮部，覆議後得到批准[3]；嘉靖十三年（1534）八月，直隸巡按御史李吳上奏，鳳陽出現了「連歲旱疫，多徙」的情況，請敕有司招撫流民[4]。

有在高溫和酷暑條件下者。明代蕭中，世居江西龍泉，大約宣德年間人。某年附近府縣採木服役的民眾，從湖廣歸家路過其家，由於「飲食不時，疲於道路，加以隆暑鬱蒸，病者、死者扶踣相望」，當地居民害怕疫癘染人，都關門閉戶，不敢接觸，無敢出視。蕭中認為死生有命，於是施藥，並分遣所親多方救濟，才救活不少役夫[5]。

正統年間逝世的曾谷，泰和縣上模人，永樂年間，泰和地方官徵發民眾於湖廣萬羊山採木，當時出現了「盛暑疫癘大作，營堡中死者相枕藉」的情況，服役的曾谷所幸沒有染疫，

---

1 《明憲宗實錄》卷一六五卷，成化十三年四月甲子條，第 2994 頁。
2 （明）焦竑：《國朝獻徵錄》卷之二十九〈資政大夫戶部尚書贈太子少保侯公觀墓誌銘〉，吳湘湘主編《中國史學叢書》，臺北：臺灣學生書局印行，1984 年 12 月再版，第 1208 頁。
3 《明世宗實錄》卷二五，嘉靖二年四月甲申條，第 712 頁。
4 《明世宗實錄》卷一六六，嘉靖十三年八月乙未條，第 3643 頁。
5 （明）薛瑄：《敬軒文集》卷十一〈蕭都御史傳〉，影印文淵閣《四庫全書》，第 1243 冊，集部，第 223 頁。

被人認為是「人以為天佑云」[1]。成化七年（1471）五月，傅會昌侯孫繼宗等人上奏，京營一萬多士兵被調去做工，正值「炎夏災疫盛行」，建議輪班更替以保存人力。明憲宗命除了修理盧溝橋堤岸的官軍輪流更易，務要完工外，其他赴工內官監和修蓋養濟院都暫時停工[2]；正德五年（1510）六月左右，明人林俊記載，當時叛亂的藍廷瑞、鄢本恕等部，因為「毒熱熏蒸，疫痢大作，病死逾萬，食盡勢窮，脅從日以解散」。所以該部不得不分為二支，藍廷瑞與廖惠等一支，擬占據保寧；鄢本恕、巴州李老人等一支，擬占據漢中攻鄖陽，由荊襄而下[3]；嘉靖三十六年（1557）進士梁夢龍任河南副使時，監督河工，當時出現了「河上大暑疫」的情況。梁夢龍出俸買藥，飲諸役徒，救活數萬人，因此保障了河工的人力，梁夢龍也因此被升為河南右布政使[4]；嘉靖進士宋勳，在「盛暑夫役疾疫，傳染死亡枕籍」之時，曾「市藥遍飲之」而「所全活甚眾」[5]。

有衛生狀況太差者。天順初進士楊繼宗，曾任刑部主事，

1　(明) 王直：《抑庵文集・後集》卷二十六〈曾處士墓表〉，影印文淵閣《四庫全書》，第 1242 冊，集部，第 90 頁。
2　《明憲宗實錄》卷九一，成化七年五月辛卯條，第 1768 頁。
3　(明) 林俊《見素集・奏議》卷三〈通江捷音疏〉，影印文淵閣《四庫全書》，第 1257 冊，集部，第 373 頁。
4　(明) 倪元璐：《倪文貞集》卷十四〈大宰梁鳴泉公傳〉，影印文淵閣《四庫全書》，第 1297 冊，集部，第 178 頁。
5　(明) 焦竑：《國朝獻徵錄》卷之二十五〈資政大夫吏部尚書贈太子太保謚莊敏慄庵宋公勳墓誌銘〉，吳湘湘主編《中國史學叢書》，臺北：臺灣學生書局印行，1984 年 12 月再版，第 1071 頁。

第二章　不亞於黑死病的明代大疫

當時「囚多疫死」，楊繼宗採取「時其食飲，令三日一櫛沐」的方法，獄囚因此「全活甚眾」[1]。

嘉靖七年（1528），王守仁赴思恩府平定叛亂。當時「暑毒日甚，山溪水漲皆惡流臭穢，飲者皆成疫痢，本院因見各賊既已掃蕩，而我兵又多疾疫死亡，乃遂班師而出」[2]；萬曆三十年（1602）十二月，大學士沈一貫等人向明神宗題請，說詔獄的監房不多，且監地也狹窄，今年的犯人積下數多更無容處，雜囂臭穢瘟疫流行，冬來寒氣異常，尤難存活，一牆之隔即是通衢，搶地呼天，驚遠震邇，靜夜之際尤不忍，王之翰、周應麟、陳奇可、吳應鴻等多人因此相繼死亡，請求明神宗趕緊發落眾犯，明神宗卻「不報」[3]。由於監獄的衛生較差，明代後期的高攀龍曾在擬好未上的〈申嚴憲約責成州縣疏〉中建議，「輕犯罪人勿得輕送監鋪，致染瘟疫」[4]。

有人群或畜群過於密集者，而疏散人群可以減輕疫情。如洪武至宣德年間的虞謙，曾奉命督運大木，從潁州、陽武陸路拖曳後，從衛河運達北京。當時服役的軍士有萬餘人，正當「夏暑疫，役者多病」。虞謙說，這是因為人群聚集太密，應該

1　（清）張廷玉：《明史》卷一百五十九〈楊繼宗傳〉，北京：中華書局 1974 年 4 月第 1 版，第 4350 頁。
2　（明）王守仁《王文成全書》卷十五〈八寨斷藤峽捷音疏〉，影印文淵閣《四庫全書》，第 1265 冊，集部，第 403 頁。
3　《明神宗實錄》卷三七九，萬曆三十年十二月辛丑條，第 7145 頁。
4　（明）高攀龍：《高子遺書》卷七〈申嚴憲約責成州縣疏〉，影印文淵閣《四庫全書》，第 1292 冊，集部，第 453 頁。

把人群分散開；在迅速疏散士兵後，果然染疫者減少了[1]；明代中期的夏言，在議論馬政時，曾建議由於「近日大雨時行、暑氣方溽、泥潦遍野、鬱蒸中人、群處則有疫癘之虞、露宿則有氓蚋之害」，主張夏季分散放牧，以避疾病[2]。

萬曆七年（1579），欽差正使戶科左給事中蕭崇業、副使行人謝杰奉命敕封琉球國王尚永。二人曾記載：之前出海的船隻，之所以未發生疫情，主要就在於「聞前使二舟，則艙闊人稀，可免疫痢之患」，而他們出使卻只有一條，「船艙止二十有四，除官府飲食器用所占，計三十人共處一艙；恐炎蒸抑鬱，則疫痢者多，雖盧醫弗能療矣，此二不善也。」後來天氣炎熱潮濕，「逾旬不至，天氣頗炎，船面雖可乘風，艙口亦多受濕；染疫痢者十之三四，竟不起者七人。」如果不是謝杰「於船面搭矮涼棚，使艙居者更番上坐以乘風」的方法來疏散人群，還會使得染疫者增多。當時出行的使船上，還特意配備一名叫何繼熙的醫生，目的就是「備藥物、防疾疫」，[3] 明人謝肇淛曾比喻說，「竹太盛密，則宜芟之；不然，則開花而逾年盡死，亦猶人之瘟疫也。此餘所親見者。後閱《避暑錄》，亦載此。凡

1　(明) 楊士奇：《東里集・文集》卷十四〈故嘉議大夫大理寺卿虞公墓碑銘〉，影印文淵閣《四庫全書》，第 1238－1239 冊，集部，第 163 頁。

2　(明) 陳子龍等輯：《明經世文編》卷之二百二〈夏文愍公文集一・議處下場馬匹疏〉，北京：中華書局，1962 年版，第 3112 頁。

3　(明) 蕭崇業，謝杰：《使琉球錄》卷上〈附錄・用人〉，《續修四庫全書》，第 742 冊，史部，第 568 頁。

遇其開花，急盡伐去，但留其根，至明春則復發矣。」[1]

　　有罕見氣候異常者。弘治十四年（1501）八月丙辰日，廣西融縣「昏刻一星，大如箕尾，長丈餘，自西南流西北方。河水陡紅濁如黃河，人民驚駭，且日炎如夏，夜寒如冬。疫瘴遍及廂鄉，甚至一家全無動靉者。」[2]

　　有特殊的地理環境者，可能是地方病或自然疫源性疾病的一種，如明初人蕭正，曾任貴州安莊衛知事，該衛所在一處叫作白水山的地方，設有一處兵堡。每年駐守該堡的士兵都因「染疾疫十七八」，甚至「醫莫能療」。蕭正設法將該堡遷移，改築在沒有疾疫的地方，才避免了更多傷亡[3]。

　　有水土不服者。景泰五年（1454）進士明人徐溥曾記載，某年南京一帶「春夏以來雨澤少降，南畿荒歉尤甚，疫氣盛行北來人無不沾疾，此亦時事可嘅之一端也。」[4]嘉靖初年，在〈奏報田州思恩平復疏〉中，王守仁記載「調集之兵。遠近數萬。屯戍日久。人懷歸思。兼之水土不服。而前歲之疫。死者一二萬人眾情憂惑。自頃以來。疾病死者不可以數。無日無

1　(明)謝肇淛：《五雜俎》卷二〈天部二〉，《續修四庫全書》，第1130冊，第568頁。
2　《明孝宗實錄》卷一七八，弘治十四年八月丙辰條，第3277頁。
3　(明)金幼孜：《金文靖集》卷九〈禮部郎中蕭公伯辰墓誌銘〉，影印文淵閣《四庫全書》，第1240冊，集部，第831頁。
4　(明)徐溥：《謙齋文錄》卷二〈再簡葉都憲〉，影印文淵閣《四庫全書》，第1248冊，集部，第594頁。

之。潰散逃亡。追捕斬殺,而不能禁。」[1]

有綜合因素交互作用者。在高溫、群聚、衛生糟糕、飲食失節、水土不服等多重因素的作用下,疫情的產生較為常見,如洪武五年(1372)七月,參與中都工程營建的軍士「多以疫死」。明太祖認為是「盛暑重勞,飲食失節,董其役者又督之太急,使病無所養,死無所歸」所致[2];成化七年(1471),翰林檢討張寬之上奏,當時湖廣流民被械歸故里時,由於「適值溽暑,因饑渴而死,妻女被掠,瘟疫盛行,船夫遞解者懼其相染,故覆舟於江」[3]。湖廣流民出現疫情的原因,就在於「官司迫遣上道。時夏月酷熱,民皆聚於舟中,不能宿處,氣相蒸鬱,疫病大作,死者不可勝紀。棄屍水道,塞礙舟楫,哀號之聲動天地」[4];正德十六年(1521)六月,明世宗初即位,因為宸王朱宸濠和錢寧、江彬之獄被拖累的嫌犯數百人關押在監,當時正值「暑雨,疫癘大作」,所以「瘐死者甚眾」。幸虧給事中許復禮、御史陳克宅都上言,要求迅速發落嫌犯。明世宗命司法部門趕緊審錄,得以釋放無辜者二百四十四人[5]。

萬曆十五年(1587)五月,大學士申時行等人上題本,

---

[1] (明)陳子龍等輯:《明經世文編》卷之一百三十一〈王文成公文集二·奏報田州思恩平復疏〉,北京:中華書局,1962年版,第1277頁。
[2] 《明太祖實錄》卷七五,洪武五年秋七月戊申條,第1383頁。
[3] 《明孝宗實錄》卷四八,弘治四年二月庚午條,第973頁。
[4] (明)戴冠:《濯纓亭筆記》卷一,《續修四庫全書》,第1170冊,子部,第436頁。
[5] 《明世宗實錄》卷三,正德十六年六月乙未條,第136頁。

第二章　不亞於黑死病的明代大疫　　59

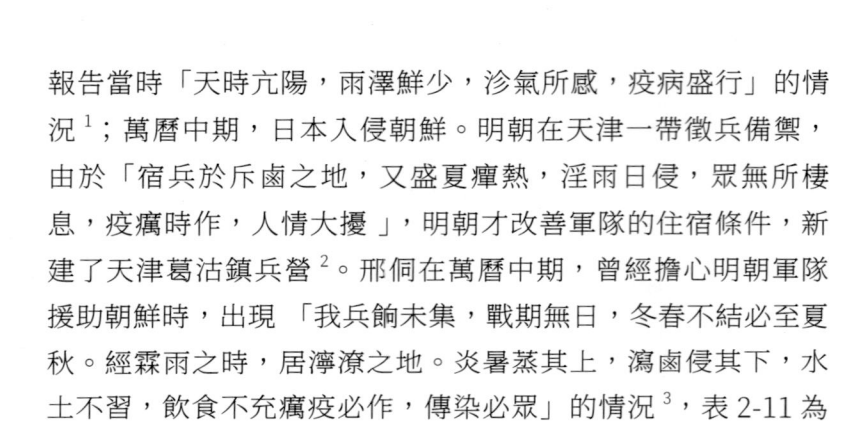

報告當時「天時亢陽，雨澤鮮少，沴氣所感，疫病盛行」的情況[1]；萬曆中期，日本入侵朝鮮。明朝在天津一帶徵兵備禦，由於「宿兵於斥鹵之地，又盛夏癉熱，淫雨日侵，眾無所棲息，疫癘時作，人情大擾」，明朝才改善軍隊的住宿條件，新建了天津葛沽鎮兵營[2]。邢侗在萬曆中期，曾經擔心明朝軍隊援助朝鮮時，出現「我兵餉未集，戰期無日，冬春不結必至夏秋。經霖雨之時，居潭潦之地。炎暑蒸其上，瀉鹵侵其下，水土不習，飲食不充癘疫必作，傳染必眾」的情況[3]，表 2-11 為氣候與疫情的統計。

表 2-11

氣候正常疫情年	氣候異常疫情年	排名
46	29	46 > 29

由表 2-11 可知：總共 75 場疫情，氣候正常年爆發的疫情次數為 46 場，氣候異常年爆發的疫情次數為 29 場。在明代，特大疫情爆發的年份特點是：氣候正常年的疫情災害，比氣候異常年更加頻繁。由於記載不完整，可以適當增加氣候異常年的疫情次數，但總數比例上，氣候正常年的疫情爆發次數，應該會高於氣候異常年。

---

1 《明神宗實錄》卷一八六，萬曆十五年五月甲午條，第 3474 頁。
2 (明) 余繼登：《淡然軒集》卷五〈新建天津葛沽鎮兵營記〉，影印文淵閣《四庫全書》，第 1291 冊，集部，第 865 頁。
3 (明) 陳子龍等輯：《明經世文編》卷之四百六十八〈來禽館集‧東事策〉，北京：中華書局，1962 年版，第 5133 頁。

第四節　總結

　　從上面幾個部分的分析，可以概括明代社會疫情爆發的總特點：

　　（一）在明代，從1368—1644年，總計277年間，共54年發生了75場疫情。從各地區疫情總次數來看，疫情爆發最頻繁的是湖廣（人口第5）、北直隸（人口第10）、江西（人口第3）次之，陝西（人口第9）次之，福建（人口第7）次之，山東（人口第4）、浙江（人口第2）次之，南直隸（人口第1）次之，河南（人口第11）次之，廣西（人口第13）、雲南（人口第14）次之，山西（人口第6）、四川（人口第12）、貴州次之，廣東（人口第8）爆發頻率最低。

　　（二）若從各皇帝在位時期的大疫爆發年頻率來看，不考慮每次大疫的死亡人數和波及面積，明代大疫最嚴重的當數弘治年間，其次依次是正統至天順年間、宣德年間、成化年間、正德年間、永樂年間、崇禎年間、嘉靖年間、萬曆年間，爆發疫情最少的當數洪武年間。

　　（三）在明代，有明確爆發季節記載的75場疫情可統計。從各地區疫情季節分布來看，春季爆發的疫情次數最多，夏季和秋季約略相等，冬季爆發疫情的次數最少。

　　（四）在明代，總共75場疫情，除去20場無法統計具體爆發月份的疫情外，可統計、有明確爆發月份記載的疫情總數為55場。從疫情爆發的月份分布來看，七月是疫情最嚴重的

月份,六月次之,八月次之,五月次之,四月、九月次之,正月、二月、三月次之,十一月次之,十月、十二月次之。七月、六月、八月是疫情爆發最嚴重的月份,十月、十一月、十二月疫情最少。

(五)在明代,從1368—1644年,共277年,疫情爆發年總數為54年。每兩次疫情爆發年份相隔的年數統計,若除去起始年份一年,則總年數為53年。在明代,兩次疫情年之間的間隔平均年份中,相隔1年的情況最常見,2年次之,4年次之,5年次之,6年次之,其他時間段比較少見,說明幾乎每隔1年或2年,明代社會常會面臨特大疫情的嚴峻考驗,十年以上一遇的無疫情狀況很罕見,平均每5.12年就會爆發全國性的大疫情。

(六)如果不考慮每個獨立不相鄰疫區的地理範圍大小,在明代每個疫情爆發年,全國獨立不相鄰的疫區往往只有1個或2個,同時出現3個以上疫區的情況比較少見。這些疫區小則一縣、一衛,一府(直隸州),大則數府(直隸州)、一省(省指布政司或都司轄地)、數省(最多為5省)。

(七)在明代,最常爆發特大疫情的區域是在一府(或一直隸州,非如遼東都司、陝西都司專轄的衛所,列入府下)的範圍內,次之為數府(或直隸州)的範圍內,疫情危害波及一省(布政司、直隸、都司轄區)甚至數省(布政司、直隸、都司轄區)的超級特大疫情很少見。雖然這類超級特大疫情出現

次數不多，但在多種社會或自然因素的作用下，由於其波及面較廣，往往危害極為嚴重，而波及數衛的情況最少見。

（八）明代總共有 75 場疫情，氣候正常年爆發的疫情次數為 46 場，氣候異常年爆發的疫情次數為 29 場。在明代，特大疫情爆發的年份特點是：氣候正常年的疫情災害比氣候異常年更頻繁。由於記載不完整，可以適當增加氣候異常年的疫情次數，但氣候正常年的疫情爆發次數，整體上應高於氣候異常年。

（九）具體到一府或一州或一縣，明代似乎沒有頻繁爆發疫情，平均是四十幾年或者一百多年一遇，但每次疫情爆發，往往局部危害相當嚴重，常導致數千人或數萬人死亡。明朝政府和明代社會如果積極應對疫情，往往能減輕許多危害，但當時的醫療水準還無法征服所有流行疫病，連不少有錢有勢的官員也不能逃脫大批死亡的厄運。

（十）在現有史料記載中，絕大多數疫情都會致人於死地；但危害牲畜的疫情記載卻很少，只有數例，這可能是當時的記載者更「關注人事」所致。

（十一）明代大疫的發生與人口分布有一定關聯，人口分布越密集的政區，大疫的總次數或爆發頻率往往最多，如南直隸、江西。但明代大疫爆發與人口密度也不具有必然關聯，如浙江人口總數居明代第 2，疫情卻比較和緩。在洪武二十六年（1393），官方記載北直隸的人口總數為 1926595 口，到萬

曆六年（1578），也不過 4264898 口，但北直隸爆發大疫的次數幾乎達到最嚴重的情形，而北直隸的大疫常爆發於北京城附近，說明人群的聚集程度也與之有關。因此，若只是從政區總人口解釋明代大疫爆發的特點，並不是最有說服力，而還應該考慮其他因素，如各政區人群聚集的不均衡性、各政區或每次大疫所在特殊的地理環境、氣候環境、疫病本身獨特的發作規律。

（十二）大疫的種類多樣，並且常在多樣化的環境下爆發，不可簡單視之。如與飢荒相伴而生、水災後的疫癘大作、陰雨連綿環境、大旱之時、高溫或酷暑、衛生情況太差、人群或畜群過於密集、罕見氣候異常、特殊的地理環境、水土不服、綜合因素交互作用等，都是大疫發生的可能環境。

需要特別說明的是，本書對明代疫情爆發特點的考察，只是一種宏觀的探討，具體的研究方法（如從政區角度研究）和地方志的史料勾稽還有待改進。對明代疫情的分區考察，筆者只查閱了 156 種明代地方志，其中只有 39 種地方志有記載明代當地重大疫情。因此，若想更細化、更準確的評估明朝 15 個地區的疫情具體分區特點，還需要大力搜索明清的方志，由於時間有限，這個工作筆者只能暫時留到以後來做，唯有如此才能得出更符合事實的結論，避免以偏概全；

而筆者需要進一步做的工作，就是查明造成大量人口死亡的明代瘟疫，具體發生在什麼區域、該疫病有什麼症狀、屬

於何種疾病，以明瞭當時醫學對此類惡性傳染病的實際治療。據朱士嘉《中國地方志綜錄》輯錄，現存明代方志有八百六十種，僅寧波范氏天一閣收藏的明代方志，保存至今的仍有兩百種以上[1]，也有大量清代方志對明代疫病有相關記；而除方志之外，明代文集中的史料，仍有待深入發掘。

1　張革非·中國方志學綱要［M］·重慶：西南師範大學出版社，1992：45·

大明也確診 皇朝的封城日記

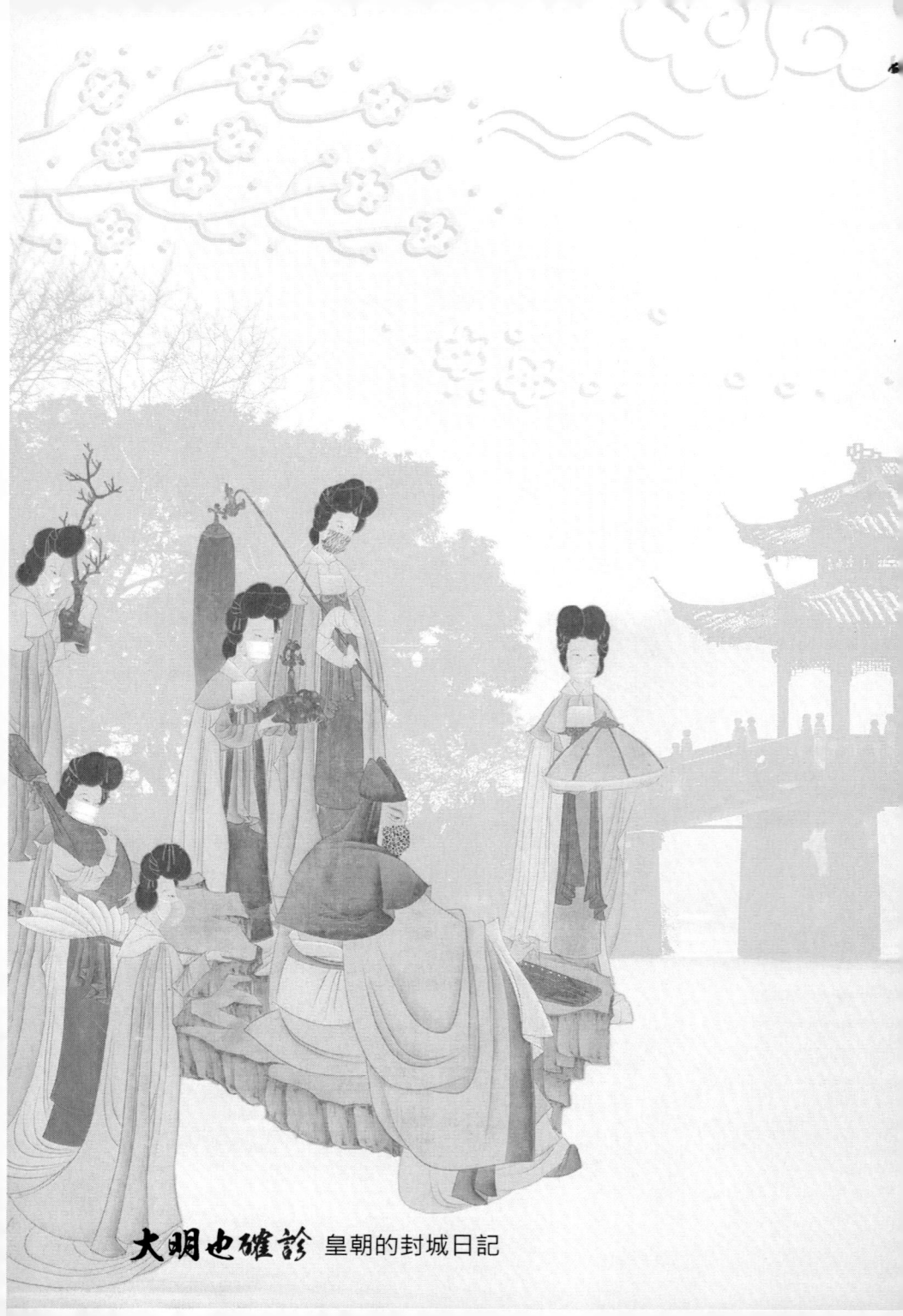

第三章　失控的明代老百姓

　　明代社會在應對瘟疫災害時，常有很多非理性的意識和行為，在此分為三個部分加以解讀。

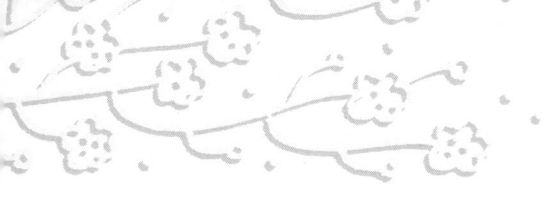

第一節　瘟疫＝黑暗力量

明代社會關於瘟疫或疫癘發病原因的解釋中，限於當時的歷史條件，非理性的認識很多，大致可以分為兩類：

一、我長太帥，跟我在一起妳會染疫

明代盛行的城隍神信仰，就與瘟疫有關。《明會典》卷十七記載，在城隍神的明代官方祭文中，希望城隍神懲罰作奸犯科、事未發露之人：「必遭陰譴，使舉家並遭瘟疫，六畜田蠶不利。」正統十二年（1447）十一月，北京重建城隍廟，御製碑文一部分記載：「災害疾疫生於下，有非人所能禦，於是始有待於神之力焉。神能公其善惡是非之隱而不爽，恤其災害疾疫之生而不倦，則為得其職矣神……凡民疾疫有禱，禋期副虔懇，蘇瘵痾扞禦災患，民康豫，調順雨陽。」可見，明代官方認為城隍神具有製造瘟疫和消除瘟疫的雙重功能。[1]

「新息侯」之神。如明末清初的屈大均記載：「伏波祠廣東、西處處有之，而新息侯尤威靈，其廟在交趾者，制狹小，周遭茅茨失火，廟恆不及，交趾絕神之。交趾人每懼漢人訴其過惡於侯而得疫病，於是設官二人守廟，不使漢人得入。而其君臣入而祭者，必膝行蒲伏，悄悄然以侯之誅殛為憂。侯之神長在交趾，凡以為兩廣封疆也。」[2] 這裡，據說交趾人認為神

1　《明英宗實錄》卷一百六十，正統十二年十一月王辰條，第 3111 頁。
2　（清）屈大均：《廣東新語》卷六〈神語‧伏波神〉，《續修四庫全書》，第

靈「新息侯」會使其產生疫病。

妖神。如明人焦竑記載，陶凱的里人家中大疫前去，探視病者。傳說陶凱「見妖神入甕器中避之，奉紙筆與封識，命棄水中，疫即癒」[1]這一傳聞，說明時人認為所謂「妖神」，是陶凱的里人家中產生瘟疫的原因。

「疫鬼」禍害人間。如曾掌珠泰和長溪人嫁給蕭氏為妻，正統十一年其家遭大疫，為曾掌珠寫行狀的羅玘認為，這是疫鬼入室中禍害人的結果[2]。沈德符曾記載：「（弘治）十四年六月，雲南雲龍州民疫疾，十家九臥內，有不病者見鬼，輒被打死，有被打顯跡，有因沈病死者，有病在家為鬼壓死者，百姓死將半，初五日至十二日止。」[3]說明當時人對瘟疫的恐懼心理把病因都歸結於「鬼」的禍害。

詹詹外史評輯小說《情史卷》二十一〈情妖類‧汝州村人女〉記載，汝州村人女得一美貌丈夫，該丈夫認為自己是夜叉所變，「我輩罪業，或與人雜處，則疫癘作[4]」。此處雖然是小

734冊，史部，第564頁。

1　（明）焦竑：《玉堂叢語》卷八〈志異〉，《四庫存目全書》，第243冊，子部，第180頁。

2　黃宗羲：《明文海》卷四百六十八〈蕭孺人行狀〉，影印文淵閣《四庫全書》，第1458冊，集部，第658頁。

3　（明）沈德符：《萬曆野獲編》卷二十九〈弘治異變〉，《續修四庫全書》，第1174冊，子部，第661頁。

4　（明）詹詹外史評輯：《情史》卷二十一〈情妖類‧汝州村人女〉，長沙：岳麓書社，1986年9月第1版，第770頁。

說記載,但也可見明人觀念中,鬼怪與疫癘有密切的關聯。

二、劉伯溫的不專業瘟疫論

對天變和瘟疫關係,明人有很多言論,先看洪武年間人梁寅的看法。梁寅認為:「天之生物者其性也,其燭而為日月、為列宿。噓而為風,濡而為雨露,凝而為雪霰,為霜雹,怒而為雷電,蒙而為雲霧,是皆其情也。人之得天之生理者,其性也。其適意而喜,不適意而怒。中不忍而哀,中無主而懼。見所美而愛,見不美而惡。求其所願而欲是,亦其情也。夫情也者,貴合於中而不可以過。天之情過,則為水旱飢饉疫癘凶札,斯天之失其常者矣。」因此把瘟疫產生的原因歸於「天之情過」[1],這裡天變與人事無關,但會造成包括瘟疫在內的人間災禍。

明初劉基也曾發表對天的看法:「或曰:『天災流行,陰陽舛訛,天以之警於人與?』曰:『否。天以氣為質。氣失其平則變。是故風雨、雷電、晦明、寒暑者,天之喘汗、呼噓、動息、啟閉、收發也。氣行而通,則陰陽和,律呂正,萬物並育,五位時若,天之得其常也。氣行而壅,壅則激,激則變,變而後病生焉。故吼而為暴風,鬱而為虹霓,不平之氣見也。抑拗憤結,回薄切錯,暴怒溢發,冬雷夏霜,驟雨疾風,折木漂山,三光蕩摩,五精亂行,晝昏夜明,瘴疫流行,水旱愆

---

1 (明)程敏政:《明文衡》卷九〈養生論〉,影印文淵閣《四庫全書》,第1373－1374冊,集部,第620頁。

殃,天之病也。霧濁星妖,暈背祲氛,病將至而色先知也。天病矣,物受天之氣以生者也,能無病乎?是故瘧癘夭劄,人之病也;狂亂反常,顛躓披靡,中天之病氣而不知其所為也。雖天,亦無如之何也,惟聖人有神道焉。神道先知,防於未形,不待其幾之發也。堯之水九載,湯之旱七載,天下之民不知其災。朱均不才,為氣所勝,則舉舜、禹以當之。桀紂反道,自絕於天,則率天下以伐之。元氣之不汩,聖人為之也。』曰:『然則人勝天與?』曰:『天有所不能而人能之,此人之所以配天地為三也。』曰:『《書》曰:作善降之百祥,作不善降之百殃。非與?』曰:『此天之本心也。而天有所不能,病於氣也,惟聖人能救之,是故聖人猶良醫也。朱均不肖,堯舜醫而瘳之;桀紂暴虐,湯武又醫而瘳之。周末孔子善醫,而時不用,故著其方以傳於世,《易》、《書》、《詩》、《春秋》是也。高、文、光武能於醫而未聖,故病少愈而氣不盡復。和、安以降,病作而無其醫。桓、靈以鉤吻為參苓,而操、懿之徒,又加鴆焉,由是病入於膏肓,而天道幾乎窮矣!』

曰:『然則元氣息矣乎?』曰:『有元氣,乃有天地。天地有壞,元氣無息。堯、舜、湯、武立其法,孔子傳其方。方與法不泯也,有善醫者舉而行之,元氣復矣。作《天說》。』」[1]劉基把瘟疫歸因於「天之病也」,並認為若有聖人出,必將人定勝天,傑出人物就可以阻止天對人間的危害。

---

[1] (明)程敏政:《明文衡》卷十二〈天說下〉,影印文淵閣《四庫全書》,第1373冊,集部,第651頁。

星變也是天變的一種。如明人鄭曉認為，嘉靖十八年（1539）「閏七月，木、火、水、金四星聚東井」，所以河南發生大疫[1]。這裡的天變與人事無關，完全是天自發的運動。

　　天人感應導致人間瘟疫等禍患的觀念，似乎是許多民眾的共識，人事有虧或「傷害天和」就會使得上天發怒，而降禍於人間，瘟疫大行就是一種懲罰人事的方式，而人事有虧的表現非常多。

　　比如，不葬父母就是一種。明人黃佐在《泰泉鄉禮》中主張：「貧者穴土藏棺，存禮而已。不許輕信風水禍福之說，及興發某房之說，停藏父母至數十年不葬，以致屍棺暴露，鴉滾狗食，傷害天和，變生瘟疫，惜哉痛哉！曉諭明白，聽者省之。」[2]

　　對父母不孝也會導致天變降瘟疫懲罰，黃佐又說：「五刑之屬三千，而罪莫大於不孝，父母之心，本於慈愛，子孫忤逆者，不欲聞之官，何也？富貴者恐貽羞門戶，貧賤者亦望其回心反哺，故皆含容隱受然父。然父母吞聲飲恨之際，不覺怨氣有感，是以世之不孝者，或斃於雷，或死於疫。後世衰弱，都受天刑。」[3]

1　（明）鄭曉：《今言》卷之三〈二百三十四〉，《續修四庫全書》，第 425 冊，子部，第 381 頁。
2　（明）黃佐：《泰泉鄉禮》卷三〈禁火化以厚人倫〉，影印文淵閣《四庫全書》，第 142 冊，經部，第 622 頁。
3　（明）黃佐：《泰泉鄉禮》卷三〈勸孝文〉，影印文淵閣《四庫全書》，第 142 冊，經部，第 627 頁。

政治敗壞，如皇帝或大臣沒有盡到責任，貪官橫行、災民得不到救助、司法不公等，都是導致天變的因素。如天順元年（1457）五月，巡按直隸監察御史史蘭，上奏順天等府薊州遵化等州縣軍民，自景泰七年冬至今春夏瘟疫大作，其原因就在於「雖稱天災流行，亦人事有乖，或因大臣失職不能調燮陰陽，或因用刑夫中有傷天地和氣，或因有司貪酷失於撫卹因此」，建議明英宗「戒諭群臣，使各修省改過，以回天地之和以弭群黎之患」，並「遣官於各處應祀神祇祭告，仿周禮逐疫之典以禳災患」，禮部覆奏，建議移文戒示巡按御史擒治貪虐官吏。明英宗認為「災異當謹天戒，然大臣已常戒敕擒治貪虐官吏自有常例，不必再行[1]」。

　　萬曆四十五年（1617）六月，大學士方從哲上言，天時亢旱雨澤稀微，都城內外癘疫盛行等災害，都是因為「朝政壅淤，人情鬱結所致，揆之天人感應之理 誠為不誣」。方從哲藉此建言明神宗勤政，明神宗卻「不報」[2]。嘉靖年間，霍韜曾認為「豪民殺人取賄如趙遠，誣縛齊民家累萬金，吳世傑構一誣詞殺二十命，有司不察反右焉。如是求怨魂不結，疾疫不興，災變不流行，豈可得哉」[3]。

　　其他略舉。某物作祟，即可引起瘟疫，如石碑作祟。永樂

1　《明英宗實錄》卷二七八，天順元年五月丙子條，第 5951 頁。
2　《明神宗實錄》卷五五八，萬曆四十五年六月乙巳條，第 10528 頁。
3　黃宗羲：《明文海》卷四百三十三〈高廉使墓銘〉，影印文淵閣《四庫全書》，第 1458 冊，集部，第 220 頁。

第三章　失控的明代老百姓

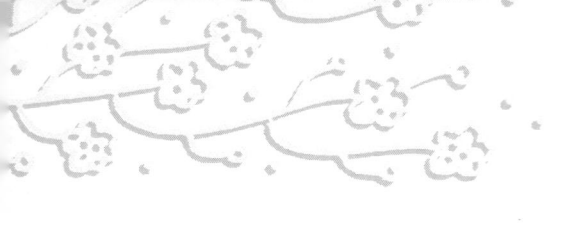

年間，明人楊士奇記載，有一家人「皆病疫」，「覡者」認為，是因為這家人的祖上在屋後藏了一塊元朝時的〈清節書院記〉一碑，導致作祟。據說覡者令其家人挖出該碑後，病者都痊癒了[1]。

暨魚也可以興疫。如屈大均記載，有一種「暨魚」，「大者長二丈餘，脊若鋒刃。嘗至南海廟前，謂之來朝。或一年數至，或數十年一至。若來數，則人有疫疾」[2]，竟把疾疫的發生歸結於此。

某物品不用，就會大疫。如《明史》記載，暹羅，交易用海𧵅，是年不用，則國必大疫[3]。

佛教的傳播竟也成了疫災發生的歸因。明人王漸逵曾經把瘟疫產生的原因歸罪於佛教的傳播，其曰：「蓋佛者西域之人，其法西域之法。是故西域之法，毀綱常，滅人道，遏化生之機，傷天地之和。其風聲氣習一入於中國，中國受之則生變亂，如厲逆之氣行於一鄉，一鄉受之則生瘴疫，驗之古今皆然。」[4]

1　（明）楊士奇：《東里集・文集》卷十一《跋清節書院記》，影印文淵閣《四庫全書》，第1238冊，集部，第133頁。
2　（清）屈大均：《廣東新語》卷二十二《鱗語・暨魚》，《續修四庫全書》，第734冊，史部，第740頁。
3　（清）張廷玉：《明史》卷三百二十四《外國五・暹羅傳》，第8401頁。
4　黃宗羲：《明文海》卷一百六十五《答項甌東論陳白沙》，影印文淵閣《四庫全書》，第1454冊，集部，第1454頁。

第二節　明代的奇幻療法

一、崇禎帝的「罪己詔」

　　明人應對瘟疫的非理性活動，有很多記載，祈禱神靈的庇佑就是一類。

　　在疫災出現時，明朝皇帝常常下令中央和地方官員都要「修省」，甚至皇帝下「罪己詔」，停止或減少其他慶典活動。祈禱或祭祀也成為中央和地方多數官員為對付瘟疫所青睞的方式，祈神活動主要表現為：祈禱城隍神等各種神靈、找僧道大作幾日道場、扶植地方神靈為官方祭祀等。

　　明王朝中央主持的祈禱或祭祀活動比較常見，如永樂九年（1411）七月，陝西大疫。戶部侍郎王彰就被專門派去祭祀西嶽華山及陝西山川等神。祭文為：「比陝西守臣言境內疫癘，民之死亡者眾。朕君臨天下，一物失所，皆朕之憂。故聞之惻然弗寧，惟助國衛民禦災扞患神之職也。尚其鑒余誠悃，賜以洪庥，俾疫癘全消、災害不作，豈獨生民之幸、國家蓋有賴焉。」[1]

　　正統十年（1445）六月，浙江台州、寧波、紹興三府發生大疫，時任禮部左侍郎兼翰林侍講學士的王英，就被派去代皇帝祭祀「南鎮」，以便禳除災患。當時浙江乾旱已久，王英一到紹興，就連下兩日大雨。當地人把這場雨誇讚為「侍郎雨」，

1　《明太宗實錄》卷一一七，永樂九年七月庚申條，第 1485 頁。

陪祀的布政使孫原貞等人,還請王英「作《御祭感應記》,刻石於廟而還[1]」。

嘉靖四十三年(1564)三月,嘉靖帝曾諭禮部「今旱固未如前歲,黃霾土雨災疫過之,其令所司申嚴祈禱各青衣致齋如修省例九日,每日遣府部大臣輪告各宮廟」,並命令吏部尚書嚴訥、禮部尚書李春芳,督察祭祀中不虔誠的人員[2];崇禎末年,崇禎帝就曾下「罪己詔」,把「使民日月告凶、旱潦薦至師旅所處、疫癘為殃、上乾天地之和、下叢室家之怨者」的出現,歸於「朕之過也」,希望透過所謂的詔書來挽回「天心」,解救天降的災禍[3]。

明朝的地方官員也熱衷於此,如永樂時人,汀州府通判李銓,曾經督促八個州的錢匠鑄錢。當時正值盛暑,疫疾大作,李銓除了「具醫藥給以饘粥」,還「禱於神」,後來病者痊癒,據說百姓都對他讚頌不已[4]。正德二年(1507),楊璲任盧州知府,任時該地大疫。於是楊璲一邊「請禱」,一邊「遍給醫藥活之」[5]。正德五年(1510),都察院右副都御史林俊就曾「具

---

1 (明)程敏政:《明文衡》卷六十一〈尚書王文安公傳〉,影印文淵閣《四庫全書》,第 1374 冊,集部,第 401 頁。
2 《明世宗實錄》卷五三二,嘉靖四十三年三月癸亥條,第 8664 頁。
3 (清)李遜之:《崇禎朝野紀》,《四庫禁毀叢刊》,第 6 冊,史部。
4 (明)焦竑:《國朝獻徵錄》卷之一百〈汀州府通判李公銓墓誌銘〉,吳湘湘主編《中國史學叢書》,臺北:臺灣學生書局印行,1984 年 12 月再版,第 4479 頁。
5 (明)焦竑:《國朝獻徵錄》卷之一百二〈雲南參政楊公鐸傳〉,吳湘湘主編《中國史學叢書》,臺北:臺灣學生書局印行,1984 年 12 月再版,第 1450

牲酒」，向巡撫範圍內的風、雲、雷、雨、山川、社稷、城隍等神靈恭謹祭祀，祈求神靈來解救「重罹酷疫、毒穢熏蒸、僵屍枕籍、遊魂斷息」的士兵和民眾[1]。

除了明代官方的祭祀活動外，民間的祈神、驅鬼和祭祀的活動，表現更為豐富。

有祭祀泉神的。如明初殷奎，曾在洪武六年（1373）祭祀西安靈採泉之神，希望該神能消除「水旱疾疫」之類的禍害[2]。

有笞打歷史上的奸臣者。如弘治十八年（1505）中進士的明人陸深，曾經記載當時河南彰德府湯陰縣武穆祠的情況。武穆祠門外有秦檜跪拜的鑄鐵人像，當地人遇到了「疫癘」大作的時候，往往到此祈禱，並十、百、千次笞打秦檜鐵像，完成祈禱的儀式[3]。

有利用道教的驅鬼儀式者。如明末崇禎十六年（1643），北京城瘟疫橫行，出現了「朝病夕逝，人人惴惴不保，有全家數十口，一夕並命者」的慘象。在當時醫藥無效的情況下，崇禎帝特命張應京真人「建醮，而終無驗。日中鬼為市，店家至有收紙錢者，乃各置水一盆於門，投銀錢於水，以辨真偽。民

頁。
1 （明）林俊：《見素集》卷二十六〈為官兵疫禱〉，影印文淵閣《四庫全書》，第 1257 冊，集部，第 596 頁。
2 （明）殷奎：《強齋集》卷五〈祭咸陽靈採泉文〉，影印文淵閣《四庫全書》，第 1232 冊，集部，第 444 頁。
3 黃宗羲：《明文海》卷三百七十六〈鼎記〉，影印文淵閣《四庫全書》，第 1457 冊，集部，第 353 頁。

第三章　失控的明代老百姓

間終夜擊銅錢器聲，以驅厲祟。聲達九重，上不能禁。景象蕭條，識者早卜有甲申之禍矣」[1]。

　　有祈禱天妃者。如明代福建不少沿海居民，較為崇拜天妃神，「俗傳天妃之神能優風息雨、出死入生，是以凡以海為業者尤所敬信，而有急則皈依焉。然風濤漂沒葬於魚腹者何限也，幸而不死則歸功天妃，指天畫日以為得天助也。互相誑誘轉相陷溺，至於居常疾疫、行旅出門必以紙幣牲物求媚而行，禱焉甚矣」[2]。

　　成化年間，進士羅玘於成化二十年（1484）奉命往陝西賑濟。第二年，還至謝埠時，舟中大疫，羅玘也染病在身……四月至青泥灣時，病情加重，羅玘以錐刺手無血，自度必死之際，就與弟羅經訣別。然後正冠瞑目，從卯時到巳時精神恍惚之際，似入夢境，感覺自己「奄奄若入深泥中，臭腐不可當」。這時聽到有聲音呼叫：天妃已到。羅玘張目清醒，感覺船的頂篷要垮塌一般，這時有一婦人呼喊道：「一有學之士病在孤舟灘上，無一神道救之者，我來送他一陣好風。」言畢，羅玘感覺船的頂篷不再有垮塌之象，頓感全身冷顫不已，連船都因此而搖動。其弟用幾件簑衣壓在其身保暖，從巳時到未時出了一身臭汗，衣服濕透，才漸覺病情稍有緩和，此後得以痊癒。當年秋，羅玘又北上經過天妃祠下，特意進謝神靈；十八年後，

---

[1] （清）李遜之：《崇禎朝野紀》，《四庫禁毀叢刊》，第 6 冊，史部。
[2] 黃宗羲：《明文海》卷一百十六〈天妃辯〉，影印文淵閣《四庫全書》，第 1454 冊，集部，第 300 頁。

即弘治十五年（1502），羅玘又路經該地，又去進香拜謝，並記錄其事，把自己病好的原因，歸功於神靈天妃的庇佑[1]。

請巫師也是一例。如元末明初南直隸蘇州府人高啓，在自己的詩中寫到自己的家鄉有病不飲藥，卻找里巫來降神驅邪的情況。其詩〈里巫行〉曰：

「里人有病不飲藥，神君一來疫鬼卻。走迎老巫夜降神，白羊赤鯉縱橫陳。

男女殷勤案前拜，家貧無殽神勿怪。老巫擊鼓舞且歌，紙錢索索陰風多。

巫言汝壽當止此，神念汝虔賒汝死。送神上馬巫出門，家人登屋啼招魂[2]。」

成化年間，一福建李姓人，其子曾為江西道監察御史，在遇到瘟疫時，記載當地「里俗惑於巫」[3]。

採用驅除瘟疫的「儺」禮。如洪武初年的翰林院學士宋濂，認為驅除瘟疫有一種古老的「儺」禮。具體情形就是「自漢至今，朝廷之儺雖廢，而民間猶有存者。先臘一日，巷萌社隸飾鬼神，御五色龍虎文衣，巡門擊鼓而儺之。」宋濂認為里

---

1. （明）羅玘：《圭峰集》卷二十二〈紀異〉，影印文淵閣《四庫全書》，第1259冊，集部，第297頁。
2. （清）朱彝尊：《明詩綜》卷九〈高啓一百三十八首·里巫行〉，影印文淵閣《四庫全書》，第1459冊，集部，第317頁。
3. （明）吳寬：《家藏集》卷六十五〈明故封監察御史李公墓誌銘〉，影印文淵閣《四庫全書》，第1255冊，集部，第627頁。

社的祝詞「鄙褻」，還特意恢復了專門驅疫的「廣漢辭」使里人練習[1]。

隆慶四年（1570）至萬曆二年（1574），任福建泉州府惠安知縣的葉春及，也認為瘟疫的產生與厲鬼有關，所以在祭告本縣城隍神的時候，舉行一種連「孔子所不敢廢」、當時已經不流行的古代「儺」禮以驅疫，具體做法是「祭厲日俱行儺禮，或十月不儺移於臘月，謂之大儺。儺用狂夫一人，蒙熊皮黃金，四目鬼面，玄衣朱裳，執戈揚盾。又編茅葦為長鞭，黃冠一人執之，擇童子年十歲以上、十二以下十二人，或二十四人。皆赤幘執桃木而噪入各人家室，逐疫鳴鞭而出，各家或用醋炭以送疫。若臘月大儺，黃冠倡童子和曰：甲作食凶，胇胃食虎，雄伯食魅，騰簡食不祥，攬諸食咎，伯奇食夢。強梁、祖明共食磔死，寄生、委隨食觀，錯斷食巨，窮奇、騰䑕共食蠱，凡使十二神追惡凶。赫汝軀，拉汝乾，節解汝肉，抽汝肺腸，汝不急去後者為糧。此乃古禮，雖孔子所不敢廢也。後世此禮廢絕，每逢災疾乃至禳星告斗，作諸無益，其傷民財甚矣。故今合時制於古以，便民從俗。[2]」

其他的情形。如嘉靖年間，山東萊州府膠州爆發特大瘟疫，趙完璧的叔父有一子已經奄奄一息，趙完璧的父親也是別

---

1 （明）宋：《文憲集》卷二十九〈廣漢難辭〉，影印文淵閣《四庫全書》，第1224冊，集部，第495頁。
2 （明）葉春及：《石洞集》卷七〈祭告城隍文〉，影印文淵閣《四庫全書》，第1286冊，集部，第505頁。

無他法，只好「日夜憫撫哀禱之日：我先君育我兩人，吾子有五而弟惟茲一焉。吾老矣，復何為？願以身代，以永弟傳，以慰先人於地下」。其鄉人大為嘆服，趙完璧的叔父之子不久就康復，時人卻把功勞的一部分算在誠心的祈禱者身上。正德十四年（1520），山東濟南府武定州大疫，「死者相籍」，當地民眾曾「作瘟船禳之[1]」。

二、真·防疫·神器

神井。如明人徐一夔記載，洪武初年，華亭縣治之西三里有寺曰超果，附寺西偏有井，其深若干尺、周六尺，有奇泉紺寒有味，寺之眾仰以食，而邦人之有疾疫者亦取以蘇焉。洪武初，徐一夔游松江寺，主僧常對他說「井舊有神物，潛泳其間」[2]，僧人自誇其處神靈奏效，只是無益之言。

屠蘇酒。如明人郎瑛記載：「其藥予嘗記之。因方上有之。今日酒名者，思邈以屠蘇庵之藥與人作酒之故耳。藥用大黃配以椒桂，似即崔實《月令》所載元日進椒酒意也，故屠蘇酒亦從少至長而飲之。用大黃者，予聞山東一家五百餘口，數百年無傷寒疫症，每歲三伏日，取葶藶一束陰乾，逮冬至日為末，元旦五更蜜調，人各一匙以飲酒，亦從少起。據葶藶亦大

---

1 《崇禎武定州志》卷十一〈災祥〉，中國國家圖書館地方志家譜文獻中心編：《孤本舊方志選編》，線裝書局，第 183 — 186 頁。
2 （明）徐一夔：《始豐稿》卷四〈瑞光井贊〉，影印文淵閣《四庫全書》，第 1229 冊，集部，第 186 頁。

黃意也，孫公必有神見。今錄方於左：大黃、桔梗、白朮、肉桂、烏頭、菝葜。右磨為散，用袋盛，以十二月晦日日中懸沉井中，令至泥，正月朔旦出藥，置酒中煎數沸，於東向戶中飲之，先從少起，多少任意，一方加防風一兩[1]。」屠蘇酒的清熱解毒功能，當可預防某些傳染病和提高人體免疫力；但迷信於此單一藥物，仍難以對付複雜的疫癘。

　　橘井的傳說，取井泉、橘葉吞服。如傳說漢代蘇耽仙去之時，對其母說：明年本郡有疾疫，可取庭前井水一杯、橘葉一枝以治。第二年，桂陽郡果然大疫，蘇耽之母依其言日救百餘人。後世的醫者，就有不少羨慕橘井救治疫病，「用力簡而濟人多」的好處。明人張寧，對只以橘井治疫的方法表示懷疑，認為橘井傳說的啟示意義在於：醫者應該用簡易的方法去救治病人，其曰「後之為醫者誠能察橘葉井泉之足以治疫，而使病者於當服之藥一如葉泉之易取，而眾資之則所濟也必博，何必遍試諸方而曲求神怪也[2]。」

　　紫蘇湯的傳說，也與橘井的傳說類似。如明人吳寬記載，姑蘇城東南有周孝子廟，該廟最早建於宋乾道年間。傳說當時邑人周容奉母朱氏有至行，人稱周孝子。周孝子平生好義，見罹患難者拯救之，恆恐不及。周孝子死後，某日降於其家，

1　（明）郎瑛：《七修類稿》卷二十五〈辯證類〉，《四庫存目叢書》，第102冊，子部，第625頁。
2　（明）張寧：《方洲集》卷十六〈橘泉序〉，影印文淵閣《四庫全書》，第1247冊，集部，第410頁。

以己為神,對其母說:周容為神後,願為國效力以保護鄉閭。據說其後果如其言,終歲民無災患,鄉人於是為周容立廟。後淮南大疫,據說有前往救施紫蘇湯者,全活甚眾。後淮南之人渡江尋找恩人,在廟中見到周容的相貌與施紫蘇湯的恩人相同,才知道是神靈的救助。後這一說法傳到當地,染病者就用祈禱後汲取井水,投入紫蘇煎飲,結果竟然痊癒。景泰五年(1454),吳中大雪,民飢而疫作,死亡者眾,於是祈禱者又用紫蘇湯自救,活者不少。於是又把功績歸於周孝子,後周孝子廟香火更盛[1]。

還有用某種香料,驅除瘟疫的記載。如明萬曆二十年(1592)進士謝肇淛,雖然不承認祈禱和占卜可以驅除瘟疫,卻認為使用某些香料可行。他曾記載道:「特迦香出弱水西,形如雀卵,色頗淡白,焚之,辟邪去穢,鬼魅避之。叭香出叭國,色黑,熟之不甚香,而可和諸香,亦能辟邪魅。京師有賃宅住者,其宅素凶,既入,不能便移,但日焚叭香一罅。至夜中,其子聞鬼物相與語曰:『彼所焚何物?令我頭痛不堪。當相率避之。』越二日,宅遂清吉無患。乃知《博物志》載漢武帝焚西使香,宮中病者盡起;徐審得鷹嘴香焚之,一家獨不疫疾,當不誣也[2]。」

1　(明)吳寬:《家藏集》卷三十三〈周孝子廟記〉,影印文淵閣《四庫全書》,第1255冊,集部,第269頁。
2　(明)謝肇淛:《五雜俎》卷十〈物部二〉,《續修四庫全書》,第1130冊,子部,第552頁。

第三章　失控的明代老百姓

明人張岱,記載了不少當時預防瘟疫的辦法,如小兒清明戴柳圈;農曆「八月一日以朱墨點小兒額,謂之天灸,以厭疫」;或仿效古代漢代蘇耽種橘鑿井來治療疾病。有「病疫」的人,據說食橘葉、飲井水就可痊癒;再有傳說黃帝時,有兄弟二人,名神荼、鬱壘,能執鬼除疫,透過祭祀神靈來逃避瘟疫[1]。張岱還記載了當時的一些巫術符咒之法,如「辟百邪惡鬼,令人不病疫,常以雞鳴時存心念四海神名三七遍,曰:『東海神阿明,南海神祝融,西海神巨來,北海神禹強。』每入病人宅,存心念三遍,口勿誦」[2]。明人謝肇淛也記載,古代驅除瘟疫的一些儀式已經不再流行,有的地方變成了畫鍾馗與燃爆竹來驅疫[3]。

　　明代史籍中出現了一些為驅除瘟疫而祈求神靈的記載,很多都有誇大的成分,或記載當事人把從瘟疫中生還的功勞歸於神靈,或當事人因為不虔誠祈神而被神靈處罰。如正德六年(1511),瘟疫流行。大約是福建某處居民顧鎮一家,老幼都染上瘟疫,因此全家決定吃素祈神來驅除瘟疫。正好有巡撫來開倉賑濟,顧鎮入城取米,偶然忘記了吃素的誓言,就去食店買了三尾魚和一壺酒,結果當日回家後,病重身亡,還傳言有三

1　(明)張岱:《夜航船》卷一〈天文部〉,《續修四庫全書》,第1135冊,子部,第496頁。
2　(明)張岱:《夜航船》卷二十〈方術部〉,《續修四庫全書》,第1135冊,子部,第784頁。
3　(明)謝肇淛:《五雜俎》卷二〈天部二〉,《續修四庫全書》,第1130冊,子部,第368頁。

條魚附在他屍體上,並躍入棺材中。顧鎮之死,就被附會成神靈對不虔誠之人的懲罰;成化年間,江西南城有一秀才羅玘,在從陝西返回家鄉途中,一船許多人都得了瘟疫。羅秀才在生命危在旦夕之際,腦中浮現出天妃神來救助的場景,因此痊癒,後來還專門去天妃廟虔誠拜謝,並「勒其事於楣間[1]」。

割肝也是一種。如天順四年(1460),浙江杭州府仁和縣女子楊泰奴,在其母「疫病不愈」的情況下,採取了自殘割肉割肝的方法治療母親疾病,母親因此湊巧痊癒[2];明人謝肇淛還曾記載,「古人歲時之事,行於今者,獨端午為多,競渡也,作粽也,繫五色絲也,飲菖蒲也,懸艾也,作艾虎也,佩符也,浴蘭湯也,鬥草也,採藥也,書儀方也,而又以雄黃入酒飲之,並噴屋壁、床帳,嬰兒塗其耳鼻,云以辟蛇、蟲諸毒,蘭湯不可得,則以午時取五色草沸而浴之。至於競渡,楚、蜀為甚,吾閩亦喜為之,云以驅疫,有司禁之不能也[3]。」這裡的飲菖蒲、雄黃、浴蘭湯等藥物的使用,還是有一定的解毒功能,但和祭祀、祈禱等配合觀之,非理性的因素恐怕更大,更多只是民眾尋找心理安慰的一種方法。

猴和馬一處,可以防疫。如置狙(古書上說的一種猴子)於馬廄,令馬不疫,《西遊記》謂天帝封孫行者為弼馬溫,蓋

---

1 (明)施顯卿:《古今奇聞類紀》卷五〈神佑紀・天妃救病〉,《四庫存目叢書》,第 247 冊,子部,第 95 頁。
2 (清)張廷玉:《明史》卷三百一〈列女一〉,第 7701 頁。
3 (明)謝肇淛:《五雜俎》卷二〈天部二〉,《續修四庫全書》,第 1130 冊,子部,第 364 頁。

第三章 失控的明代老百姓

戲詞也[1]，這裡的說法更多只是虛言。

火燒。如明人艾儒略認為，「亞細亞之地中海有島百千，其大者一曰哥阿島。曩國人盡患疫，內有名醫名依卜加得，不以藥石療之，令城內外遍舉大火燒一晝夜，火息而病亦愈矣。蓋疫為邪氣所侵，火氣猛烈能蕩滌諸邪，邪盡而疾愈，亦至理也[2]。」火燒之法，似乎不是明朝常用的方法，用此高溫殺毒法，可針對某些疫病；而若要通用神化此法，則不可能有效。

第三節　混沌中的智慧聖光

一、理性明代人的吐槽語錄

瘟疫雖然凶險，對瘟疫的非理性認識和方法之外，明代社會還是不乏用理性的意識和方法去應對災難的民眾。

如明人王樵記載，萬曆十六年（1588）時，由於連年疫氣不斷，「有一家夫妻父子連喪數口者，有闔門不起者」。對於大量死亡的原因，王樵認為是「小人多不守禁忌」，不懂調養照顧病人的方法。對「渴甚」者，「止可飲湯」。「飢甚」者，「不可便食，須待熱退後，陳米飲至稀粥，其進有漸，調理將息至

---

1 （明）謝肇淛：《五雜俎》卷九〈物部一〉，《續修四庫全書》，第 1130 冊，子部，第 515 頁。
2 （明）艾儒略：《職方外紀》卷一〈地中海諸島〉，影印文淵閣《四庫全書》，第 594 冊，集部，第 300 頁。

一百二十日外始可食肉。」由於很多人不懂此法，導致「其死未必皆夭殃也」[1]。王樵認為，疫情造成死亡的原因，不應該僅僅歸過於天的禍害，不能合理照料病者，也是救濟不力的重要原因。

明萬曆二十年（1592）進士謝肇淛，認為北京城的衛生狀況欠佳：「京師住宅既逼窄無餘地，市上又多糞穢，五方之人，繁囂雜處，又多蠅蚋，每至炎暑，幾不聊生，稍霖雨，即有浸灌之患，故瘧痢瘟疫，相仍不絕。」因此最好的預防瘟疫的方法就是「攝生者，惟靜坐簡出，足以當之。」[2]

有不信祭祀的官員，反對祈禱之事，認為是無用之術。如成化十五年（1479）以進士授臨城知縣的章忱，看到當地「鄉鄙舊無醫藥，輒事禱禳坐以待斃」的不良習俗，在「痢疫代作」時危害甚劇。為了移風易俗，便搜檢醫家方書，「修藥餌施之，且諭以醫禱緩急」，使「所全活者不可勝計」[3]。

非理性活動無益於有效應對疫病，謝肇淛和鄒元標認為此類活動不是騙人無益的方法，就是該禁絕的邪說。

如明萬曆二十年（1592），進士謝肇淛，福建長樂縣江田

---

1 （明）王樵：《方麓集》卷十六，影印文淵閣《四庫全書》，第1285冊，集部，第433頁。
2 （明）謝肇淛：《五雜俎》卷二〈天部二〉，《續修四庫全書》，第1130冊，子部，第364頁。
3 （明）焦竑：《國朝獻徵錄》卷之八十二〈臨城縣知縣章公忱傳〉，吳湘湘主編《中國史學叢書》，臺北：臺灣學生書局印行，1984年12月再版，第3476頁。

人，對自己家鄉驅除瘟疫的巫術大加痛斥：「閩俗最可恨者，瘟疫之疾一起，即請邪神，香火奉事於庭，惴惴然朝夕拜禮許賽不已。一切醫藥，付之罔聞。不知此病原鬱熱所致，投以通聖散，開闢門戶，使陽氣發洩，自不傳染。而謹閉中門，香煙燈燭，群蒿蓬勃，病者十人九死。即幸而病癒，又令巫作法事，以紙糊船，送之水際。」[1]

他還記載了用「箕仙之卜」的方法驅除瘟疫的現象：「萬曆庚寅、辛卯間，吾郡瘟疫大作，家家奉祀五聖甚嚴，鄭知其妄也，乃詐箕降言：『陳真君奉上帝敕命，專管瘟部諸神。』令即立廟於五聖之側。不時有文書下城隍及五聖。愚民翕然崇奉，請卜無虛日。適閩獄失囚，召箕書曰：『天綱固難漏，人寰安可逃？石牛逢鐵馬，此地可尋牢。』無何，果於石牛驛鐵馬鋪中得之。名遂大噪，遠近祈禳雲集。時有同事數人，皆余友也，余笑問之，諸君亦自詫，不知其何以中也。洎數年，諸君倦於應酬，術漸不靈矣。然里中兒至今不知其偽也。」[2]

萬曆五年（1577），進士鄒元標曾經目睹安慶龍舟競渡的盛況。當地人說賽龍舟「以是逐疫，不則民艱孔棘」，鄒元標對此表示懷疑，說自己的家鄉崇山峻嶺，沒有賽龍舟的地方了，難道就不能驅除瘟疫了嗎？他認為賽龍舟是邪說，應該被

---

1 （明）謝肇淛：《五雜俎》卷六〈人部二〉，《續修四庫全書》，第1130冊，子部，第464頁。
2 （明）謝肇淛：《五雜俎》卷十五〈事部三〉，《續修四庫全書》，第1130冊，子部，第649頁。

禁絕[1]。

二、求神拜佛真的不好嗎？

在明代社會對瘟疫或疫癘發病原因的解釋中，相對理性的當數中醫的陰陽五行學說、臟腑學說、經絡學說和腧穴學說等理論。當然，這些看法從現代西方醫學的角度來審視，與微生物導致傳染病的解說大相徑庭。明代中醫的陰陽五行學說，部分解釋確實具有很強的非理性色彩。如明末吳縣人吳有性在《瘟疫論》中對傳染病學的闡述，如將傳染病或「瘟疫」的病源歸結為「戾氣」、「雜氣」或「邪氣」，尚未脫離樸素唯物主義的範圍[2]。

但中醫理論運用了較長一段時間，大量成功治療的醫學事實或經驗，說明中醫對疫病還是有一定的療效。有些疫癘能根治，有些難以治療；相對，用鬼神禍害、某物作祟、星變、傷害天和等內容來解釋疫癘的發生原因，顯然是更為合理和有效的解釋。

在應對瘟疫的非理性方法中，祈禱或祭祀等，顯然是對付疫情的非科學錯誤方法，可謂迷信。對症下藥，相信醫學，才是應付瘟疫的正確途徑。但當時的不少官員和民眾卻寄望於此，因而祈禱或祭祀活動屢見不鮮。官方的「修省」、祈禱或

---

1 （明）鄒元標：《願學集》卷五〈池州競渡記〉，影印文淵閣《四庫全書》，第1294冊，集部，第215頁。
2 南炳文，何孝榮．明代文化研究［M］．北京：人民出版社，2006：7174．

祭祀活動雖難以發揮有效的作用，但明王朝多數官員的熱情參與，卻能體現政府和官員積極救災的態度，可以撫慰民心，並降低民眾在疫災時的恐慌心理，若與政府**醫療救助**等手段配合，祈禱或祭祀對安撫民眾具有心理安慰作用，似乎不應該完全否定。除了官方外，民間的類似活動也具有此類功能。但只信神靈、拒絕醫藥行為，是非理性的無益行為，只會使疫情加劇。

大明也確診 皇朝的封城日記

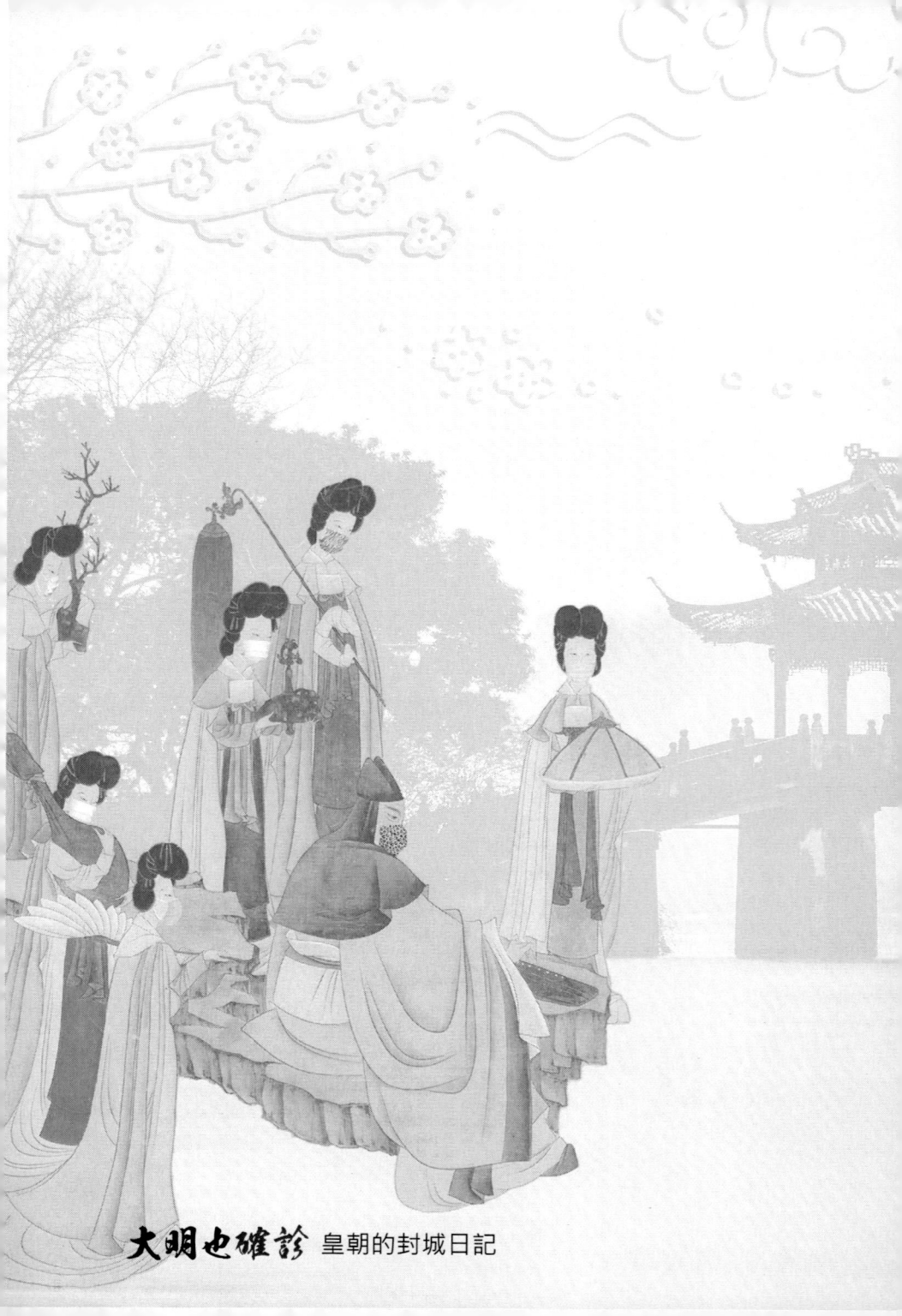

第四章 明代政府的超前布署

在整個明代，從 1368—1644 年，總計約 277 年，共 54 年發生了 75 場較大範圍的瘟疫[1]。具體到一府或一州或一縣，明代社會似乎並不常爆發疫情，平均四十幾年或者一百多年一遇，但瘟疫的局部危害往往相當嚴重，常導致數千人或數萬人的死亡，伴隨著觸目驚心的慘狀。如景泰七年（1456）十月，湖廣黃梅縣上奏，當年春夏季節，瘟疫大作，「有一家死至三十九口，計三千四百餘口。有全家滅絕者計七百餘戶，有父母俱亡，而子女出逃，人懼為所染，丐食則無門，假息則無所，悲哭慟地，實可哀憐[2]」。連不少有錢有勢的官員都不能逃脫死於疫病的厄運，天順元年（1457）五月，監察御史史蘭上奏，順天等府、薊州遵化等州縣軍民，從景泰七年冬季到當年春夏，瘟疫大作，「一戶或死八九口，或死六七口，或一家同日死三四口，或全家倒臥無人扶持，傳染不止，病者極多[3]」。

瘟疫常成為明代社會的巨大危害。按照現代西方醫學的觀點，傳染病主要是由病毒、立克次體（Rickettsia）微生物、披衣菌（Chlamydia）、細菌、螺旋體、真菌、寄生蟲等微生物所引起。按照中醫的觀點，疫癘，是一類具有強烈傳染性的致病邪氣。在文獻記載中，又有「瘟疫」、「癘氣」、「戾氣」、

---

[1] 在此，以萬斯同《明史稿》卷（三十八〈五行一・疾疫〉）和張廷玉《明史》（卷二十八〈五行一・疾疫〉）兩書中所記載的明代疫情進行的統計。
[2] 《明英宗實錄》卷二七一，景泰七年十月癸卯條，第 5740 頁。
[3] 《明英宗實錄》卷二七八，天順元年五月丙子條，第 5951 頁。

「異氣」、「毒氣」、「疫毒」、「乖戾之氣」等名稱。《說文》提出「疫,民皆疾也」,把凡能傳染的病通稱為「疫」。「瘟」則是烈性傳染病,可以在禽畜動物與人之間相互感染,特別強的瘟病可以朝發夕死,所以中國古代把傳染病、流行病通稱為「瘟疫」。疫癘致病的特點,具有發病急驟,病情重篤,症狀相似,傳染性強,易於流行等特點。疫癘致病,可以散在發生,也可以形成瘟疫流行。如大頭瘟、蝦蟆瘟、疫痢、白喉、爛喉丹痧、天花、霍亂、鼠疫等,實際上包括了許多現代命名的流行病和烈性傳染病[1]。由於筆者學識和專業所限,醫學難以迅速精通,容易犯張冠李戴的錯誤,再加之對各種疫病的具體症狀,其他學者已經有很多研究[2],故本書不探討。

　　明王朝作為社會的管理者,自然承擔起了應對瘟疫,賑濟民眾的重任。明代政府採取了眾多手段,對維護明代社會的經濟和社會穩定。除了官方的「修省」、祈禱或祭祀活動難以發揮有效作用外,疏散人群也可能會使得瘟疫範圍擴大,但多數措施都能減輕一些災情,主要應當是正面評價。整體來看,明代的政府救助可以分為九個部分加以評述。

1　王雲凱．新編中醫學［M］．天津:天津科學技術出版社,1996:103．
2　余新忠．20世紀以來明清疾疫史研究述評［J］．中國史研究動態,2002
　 (10):15－23．

第四章　明代政府的超前布署　　95

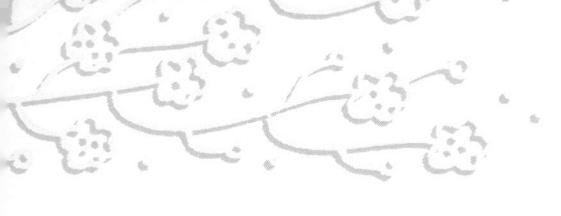

第一節　明代也要「順時中」

一、不求你光速報災，但求別拖拖拉拉

對各地的疫情，明王朝中央政府要求各地官員迅速報災，以便上級部門採取及時對策。

報災之法，洪武時不拘時限；弘治中期，才開始定下時間限制，夏災不得過五月終，秋災不得過九月終；萬曆年間，又分為近地五月、七月，邊地七月、九月。洪武年間，勘災既實，由於明初政府財力充足，多數會全部蠲免災區的稅收；弘治中期，才改為全災免七分，自九分災以下遞減，又只免存留部分，不及起運的部分，以後大體相沿不改[1]。

當然也有少數的例外。《明會典》卷十七記載：「洪武十八年，令災傷去處有司不奏，許本處耆宿連名申訴，有司極刑不饒。」各地官員都應如實報災，若奏報不及時、報災過期或者失實者，要遭受處罰。

因此，疫災的上報也是題中應有之義，如明仁宗曾與戶部官員談話：「田土民所恃以衣食者，今所在州郡奏除荒田租，得非百姓苦於徵徭，相率轉徙歟？抑年飢衣食不給，或加以疫癘而死亡歟？自今一切科徭務撙節，仍令有司，凡政令不便於民者，條具以聞。被災之處早奏賑恤，有稽違者，守令處重

---

1 （清）張廷玉：《明史》卷七十八〈食貨二〉，第 1909 頁。

罪[1]。」

　　隆慶元年（1567）三月，御史王得春條奏四事，其中一條就是「禁讒諛」。「禁讒諛」就是針對當時各地官員經常進獻祥瑞，「備極諛辭」、「即有災異匿不以奏」的情況。御史王得春望皇帝「乞曉諭中外臣工毋得仍蹈故轍，四方水旱疾疫寇賊奸宄，即宜據實報聞」。禮部覆奏，明穆宗同意申明及時報災的禁令[2]。

　　明朝對災害賑濟有嚴格的勘察機制，報災不實的官員，常常遭到處罰，這也導致報災中，一些官員謹小慎微、戰戰兢兢，耽誤報災的情況。如正德五年（1510），有一謝姓監察御史，巡按南直隸，當年夏季四、五兩月出現大水災，在「官寺民廬傾圮漂析什六七，百姓艱食棄婦鬻子，啼號之聲溢於衢路」的情況下，又發生大疫，時人稱為百年不遇的災害。謝御史準備迅速上報災情，請求上級部門蠲免賦稅，並下令地方官員迅速賑濟。有人就來好言相勸，請御史不要急著報災，說去年一位李姓御史就是因為報災「稍涉疑誤」，遭到了上面的處罰。謝御史沒有為了官帽的妥當而畏懼，毅然報災，為民請命，才得以紓解災情[3]。

1　（明）余繼登：《皇明典故紀聞》卷八，《續修四庫全書》，第 428 冊，史部，第 114 頁。
2　《明穆宗實錄》卷六，隆慶元年三月乙亥條，第 177 頁。
3　（明）邵寶：《容春堂前集》卷十四〈湖海巨坊詩序〉，影印文淵閣《四庫全書》，第 1258 冊，集部，第 160 頁。

第四章　明代政府的超前布署

二、疫情期間還要上朝嗎？

免除疫區正官進京朝覲，可以保證救災的領導力量和地方政府職能正常運作。如正德二年（1507）五月，貴州不少地方發生旱災和疫情，故免貴州所屬鎮遠、龍里、鎮寧、婺川等衛、府、州、縣及宣慰、安撫二司正官朝覲[1]。

後來，免除災區官員朝覲考察成為事例。《明會典》卷十三曾記載：「正德八年，令各處被災被兵地方。許撫按官預先勘實具奏，免其正官朝覲。若有科斂害民者，仍許提問劾奏。」正德十一年（1516）七月，巡按福建監察御史胡文靜上奏，漳州、泉州二府及浦城縣「盜賊充斥且年凶多疫」，可能是援引該事例，請免當地官員朝覲，並把存留鹽銀一萬七千二百餘兩用於軍餉和賑濟，明武宗表示同意[2]。

派員賑濟，可以督促地方官的賑災活動，所派專員如果事權較大，更能做好救災的協調工作。如永樂六年（1408）九月，戶部報告，江西建昌撫州及福建建寧、邵武等府，自永樂五年（1407）至六年（1408）正月大疫，死人達七萬八千四百餘。皇太子命「速遣人巡視災癘之處，令有司加意賑恤[3]」；永樂十二年（1414）三月，湖廣武昌等府通城等縣大疫，「皇太子命戶部遣人撫視[4]」。

1　《明武宗實錄》卷二六，正德二年五月甲寅條，第 690 頁。
2　《明武宗實錄》卷一三九，正德十一年七月戊申條，第 2753 頁。
3　《明太宗實錄》卷八三，永樂六年九月乙丑條，第 1114 頁。
4　《明太宗實錄》卷一四九，永樂十二年三月壬寅條，第 1744 頁。

三、明代防疫最前線：預備倉

明王朝設有專用的救災倉儲制度：預備倉制度。預備倉的糧食儲備，為包括疫災在內的災害救助，提供了固定的資金保障。除了預備倉外，還包括資金的其他調撥方式。

從洪武二十一年（1388）六月，明太祖下令由中央政府推動創立預備倉開始，大約至洪武二十四年（1391）為預備倉大規模創設的高峰時期。並且只是在布政司府、州、縣系統設置，以縣級的數量最多，平均每縣有四所左右。各都司衛所系統設立預備倉的時間，大約是在明英宗初年，約1435年後。雖然在明代後期，不少地方預備倉的物資儲備有大打折扣的情況，但多數時候，其對地方救災是重要的資金來源[1]。

單一瘟疫爆發的情況下，由於災情較輕，所以調撥資金的記載較少。如成化七年（1471）五月，順天府府尹李裕等上言，近日京城飢民疫死者多，請乞於戶部借糧賑濟。明憲宗批准其請求[2]；萬曆十年（1582）五月，當時北京瘟疫盛行，營軍和班軍死者眾多。刑科給事中王鳳上言災情，因此明神宗特發太僕寺子粒銀三千兩都督府，賑給貧困的京營軍士。後兵部奏請連同中都、山東、河南三個都司的班軍，在京操練因為染疫病故者，也人給二兩作為賑濟[3]。

1　陳旭．明代預備倉創立時間新論［J］．農業考古，2010（1）．
2　《明憲宗實錄》卷九一，成化七年五月乙亥條，第1759頁。
3　《明神宗實錄》卷一二四，萬曆十年五月乙丑條，第2311頁。

在飢荒、天災、瘟疫併發情況下，由於災情嚴重，開支更加浩大，明朝調撥資金用於賑濟的記載，除了地方起運的賦稅可以存留之外，啟用救災倉儲資金、皇帝發「內帑銀」、開中鹽引、召商納糧、船料稅折米收用、考滿官吏納米或納銀、開放軍職納米免試條格、借貸戶部資金等，都是施行過的救災辦法。如天順元年（1457）五月，山東數府飢疫大作。明英宗命發「內帑銀」賑濟，後因資金不足，又發銀三萬兩。並命戶部查明災情，災重之處當年糧草盡與蠲免，災輕之處也免起運的賦稅存留在地方，同時停止各府冬季採柴民夫的繇役，以便紓解民困[1]；天順二年（1458）五月，巡撫南直隸右僉都御史李秉上奏，蘇州府農業歉收，已經發放官糧賑濟，但資金不夠，「民之飢疫未已」，上請將滸墅鎮徵收的船料稅，改為每鈔二十五貫折米一斗收受，以備賑濟，明英宗表示同意[2]。

　　成化十八年（1482）三月，當時戶部主事汪洪催徵邊儲，上言建議：山西連歲遭受荒歉、疫癘流行、死亡無數，請求緩徵稅糧，及暫停不急徵的繇役攤派之費。戶部商議後同意其建議，並請巡撫山西都御史何喬新、大同都御史郭鏜及都、布、按三司的官員賑濟「極貧」的軍民。以豐贍庫所收救荒，並備用買草折鈔銀買糧發散，並開中河東積出的餘鹽四萬八千餘引，聽喬新斟酌時價定為則例召商納糧，司府各屬兩考役滿吏及考滿官納米如往例奉行，以便湊集資金。如果遇有死亡的軍

1　《明英宗實錄》卷二七八，天順元年五月己丑條，第 5950 頁。
2　《明英宗實錄》卷二八六，天順二年五月丁亥條，第 6134 頁。

民，就掩埋安置，不使屍骨暴露，明憲宗批准了這些建議[1]；成化二十三年（1487）三月，巡按福建御史董復等人上奏，福州等府、州、縣連年災傷，出現「民飢疫起」的災情。而本地的預備倉積蓄不夠，請乞存留本處勸借鹽銀以備賑飢。戶部官員以陝西等處邊報未寧，想欲盡數起解上繳的賦稅以充邊儲。明憲宗認為應該暫留本處賑濟，不能因為邊儲不足而輕視一方的民命而不與賑[2]。

弘治十二年（1499）六月，巡撫貴州都御史錢鉞上奏，貴州連年荒旱加以疫癘流行，人多缺食，導致儲蓄空虛賑給無備。請求重開先年軍職總、小旗納米免進京比試，並槍指揮三十石、千戶衛鎮撫二十二石、百戶所鎮撫十五石、總旗七石、小旗三石於都清二倉上納以備賑濟。兵部覆奏表示基本同意，明孝宗同意用此方法籌集賑災資金[3]；正德三年（1508），進士胡纘宗曾任河南巡撫。當時河南開封大飢且疫。胡纘宗排除同事不願上疏請求中央撥款的壓力，上疏後得到了二十萬白銀用於賑貸，開封之災民才「少蘇焉」[4]。

正德八年（1513）十二月，巡撫右副都御史任漢上奏，江西自夏至冬少雨，省城內外和各府縣火災屢發，燒毀民居眾

---

1 《明憲宗實錄》卷二二五，成化十八年三月丁丑條，第3863頁。
2 《明憲宗實錄》卷二八八，成化二十三年三月戊申條，第4866頁。
3 《明孝宗實錄》卷一五一，弘治十二年六月壬子條，第2676頁。
4 （明）焦竑：《國朝獻徵錄》卷之六十一〈通議大夫都察院右副都御史可泉胡公纘宗墓誌銘〉，吳湘湘主編《中國史學叢書》，臺北：臺灣學生書局印行，1984年12月再版，第2618頁。

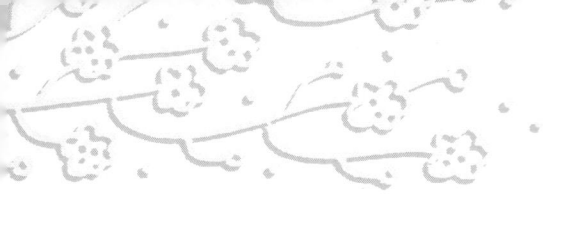

多。外加瘟疫流行，小民困苦，請乞蠲免糧稅並賑濟。戶部商議後，命令南京刑部右侍郎鄧璋兼都察院左僉都御史，賑濟江西，發放本處預備倉的糧食及兩淮、兩浙的鹽價銀共十萬兩，用於救災[1]，其他朝的史料不再列舉。

四、太醫院聽令走起！

太醫院、醫學與惠民藥局，是明朝官方醫療體系最主要的構成。兩京的太醫院大都條件充足，而各地方不少的醫學和惠民藥局，長期下來形同虛設，一些行政區域甚至沒有這兩種機構，自然使官方的藥材儲備大打折扣，無法滿足預防和控制疫情的要求。

因此，明朝重視醫學和惠民藥局兩個機構的創設和整頓。如永樂九年（1411）七月，巡按陝西監察御史魏源上言，明朝府、州、縣的惠民藥局本以惠民，但奉行往往沒有實效。當年陝西的軍民發生大疫時，曾責令府、州、縣官員撥醫調治，但官方的藥物儲備極度缺乏，導致軍民死亡眾多。因此建議從此以後應該敕令各布政司、府、州、縣儲積好藥，若官府沒有，出錢購買，遇到大疫就能賑濟百姓的需要，明成祖同意其建議[2]。

正統十年（1445）五月，協贊延綏軍務監察御史馬恭上奏，沿邊各寨的軍士不下數萬，但荒遠偏僻不近州縣，缺少

---

1 《明武宗實錄》卷十，正德八年十二月甲辰條，第2191頁。
2 《明太宗實錄》卷一一七，永樂九年七月甲申條，第1491頁。

「藥餌」，疾疫不時流行，軍士往往坐以待斃，請求東自孤山寨、西至定邊營共十六處各設醫一人隨營治療，並「支給官錢、措置藥餌」，明英宗同意其請求[1]。

成化十七年（1481）十月，戶部會議漕運並巡撫官所奏事宜。其中一條就是：天下郡縣都設有惠民藥局以救助貧病之人，而陝西、甘肅等十餘衛所醫生和藥材都大為缺乏，遇到「疾疫」難以治療。因此請求敕令當地衛所官員，各設立醫學一所，挑選精通醫術的人教習軍餘子弟學習醫術，以便加恤邊防的軍隊，明憲宗批准了這個建議[2]。

弘治六年（1493）五月，工科給事中柴升應詔陳言，其中的內容就有：當時黃河決口，工役並興，外加久旱炎熱的環境。為了防止疫氣流行、死亡眾多的情形發生，他建議儲備藥材，「措置藥餌以防疫癘」，明孝宗命相關部門詳細商議後，再上報定奪可行與否[3]。

萬曆十五年（1587）七月，南京禮科給事中朱維藩上奏，建議恢復惠民藥局「以救荒疫」，禮部題覆之後，明神宗批准了其建議，整頓各地的惠民藥局[4]。

明人吳遵所著《初仕錄》中，〈崇本・處僚屬〉一文，就告誡初仕的官員要重視任所的醫學和惠民藥局的建設，應該督

---

1 《明英宗實錄》卷一二九，正統十年五月庚辰條，第 2568 頁。
2 《明憲宗實錄》卷二二零，成化十七年十月乙巳條，第 3805 頁。
3 《明孝宗實錄》卷七五，弘治六年五月壬申條，第 1410 頁。
4 《明神宗實錄》卷一八八，萬曆十五年七月壬寅條，第 3526 頁。

責醫學中的官方醫生精通脈理，每日派人輪守惠民藥局，才能確保「天災流行或禁囚瘟疫，不致庸醫誤傷人命也」。官方醫療體系的健全，在不斷整頓後，有助於疫災和其他情況時政府救助的醫療準備。

第二節　不發口罩發什麼？

一、皇帝的防疫小本本

明代疫情有兩種情況，一種是單一的瘟疫災害；一種是在水災、旱災、戰爭、飢荒等環境下併發的瘟疫。染疫民眾往往缺醫少藥，病者臥床不起、喪失勞動能力、病死者眾多、死者屍骨無人掩埋、缺少食物和住所。明朝官方往往根據具體災情的輕重和災民的切實需要，綜合多種手段賑濟，包括施粥、煮藥、助葬、發放錢糧等。

在疫情輕微的時候，官方只須免費向民眾施藥。如永樂四年（1406），進士魏源曾任監察御史。當時西安大疫，民間「比屋不能興」。魏源督促當地官員準備醫藥去疫區治理，「全活者甚多」[1]；成化十五年（1479），以進士授臨城知縣的章忱，看到當地「鄉鄙舊無醫藥，輒事禱禳坐以待斃」的不良習俗，在

1　（明）焦竑：《國朝獻徵錄》卷之四十四〈資善大夫刑部尚書建昌魏公源神道碑〉，吳湘湘主編《中國史學叢書》，臺北：臺灣學生書局印行，1984年12月再版，第1823頁。

痾疫代作時危害很大，為了移風易俗，便搜檢醫家方書，「修藥餌施之，且諭以醫、禱緩急」，達到「所全活者不可勝計」的效果[1]；進士楊璲，於正德二年（1507）任廬州知府，任時當地大疫，於是「請禱」，並且「遍給醫藥活之」[2]。

在疫情很嚴重的時候，往往飢荒相伴，官方免費施藥和施粥相結合，是當時應對疫情的常見作法。實施場所，有的集中在城市，有的分散在鄉村，具體做法不一。如永樂時人汀州府通判李銓，曾經督促八個州的錢匠鑄錢，當時正值盛暑，疫疾大作。李銓「禱於神」，並且「具醫藥，給以饘粥」，使不少病者痊癒[3]；景泰五年（1454），蘇、松發生大飢和大疫，出現了「死者枕籍、貧民牽扶入城市乞食，旦人而夕鬼」的慘象。任知縣者找不到賑濟的方法，稱病卸任。鄭侯新任崑山知縣，發現當地的濟農倉、預備倉等專用救助倉庫嚴重缺糧，就向富戶借貸數千斛糧食，將災民聚集在僧寺道觀，每日給粥兩次，同時請已經致仕的良醫葛明仲主掌醫藥等事，才稍渡難

1　（明）焦竑：《國朝獻徵錄》卷之八十二〈臨城縣知縣章公忱傳〉，吳湘湘主編《中國史學叢書》，臺北：臺灣學生書局印行，1984年12月再版，第3476頁。
2　（明）焦竑：《國朝獻徵錄》卷之一百二〈雲南參政楊公鐸傳〉，吳湘湘主編《中國史學叢書》，臺北：臺灣學生書局印行，1984年12月再版，第4570頁。
3　（明）焦竑：《國朝獻徵錄》卷之一百〈汀州府通判李公銓墓誌銘〉，吳湘湘主編《中國史學叢書》，臺北：臺灣學生書局印行，1984年12月再版，第4479頁。

關[1]；成化十七年（1481），進士劉璣曾任湖廣衡州府知府，到任伊始，該地飢餓和瘟疫大作，劉璣不但「禱神修祀」，也積極「施藥、賑食」，救助了不少災民[2]；弘治年間，湖廣某地大飢且疫情流行。湖廣某梁姓巡撫為了控制疫情，曾經物色一位名叫羅菊泉的名醫參與救助，羅菊泉「施藥、給粥，存活甚多」[3]。

在疫情最嚴重的時候，病死者眾多，並伴隨著飢荒，明朝還要組織助葬，即：掩埋屍骨、創建義冢、給予死者簡易棺木或葬具，甚至將疫死者屍骨還鄉。如永樂十年（1412）九月，天壽山工匠有「亡疫者」，明成祖命令「為文遣祭，命僧

資薦三晝夜有司歸其骨復其家」[4]；正統八年（1443）七月，巡按福建監察御史張淑上奏，福州府古田縣，從上年冬十一月至當年夏四月，境內因為「疫癘」而死的男女，就有一千四百四十餘口，自己已經命官府掩埋屍骨，並設法拯救，明英宗贊同其處理方法[5]；成化七年（1471）五月，明憲宗詔

---

1 （明）鄭文康：《平橋稿》卷十六〈崑山知縣鄭侯行狀〉，影印文淵閣《四庫全書》，第 1246 冊，集部，第 656 頁。
2 （明）焦竑：《國朝獻徵錄》卷之二十九〈資政大夫戶部尚書近山劉公璣墓誌〉，吳湘湘主編《中國史學叢書》，臺北：臺灣學生書局印行，1984 年 12 月再版，第 1201 頁。
3 （明）林俊：《見素集》卷二十〈明贈戶部主事羅菊泉墓表〉，影印文淵閣《四庫全書》，第 1257 冊，集部，第 224 頁。
4 （明）何喬遠：《名山藏》卷之七〈成祖文皇帝二〉，《續修四庫全書》，第 25 － 427 冊，史部，第 553 頁。
5 《明英宗實錄》卷一百六，正統八年七月戊午條，第 2150 頁。

令京城外置漏澤園,當時荒旱之餘,又大疫流行,出現了「軍民死者枕藉於路」的災情。明憲宗特地詔令順天府五城兵馬司於京城崇文、宣武、安定、東直、西直、阜城六門郭外各置漏澤園一所,收瘞遺屍,並命通州至臨清沿河有屍骨暴露無人掩埋者,由巡河御史負責差人掩埋[1]。孔鏞,在成化年間任高州試知府,近城之地,有很多暴露的屍骨,民眾疫死者眾多,孔鏞曾「為義冢瘞焉」[2];崇禎十六年(1643),北京大疫。明朝曾出資千兩白銀,命太醫院用於治療瘟疫,後死者達到「日以萬計」的嚴重程度,崇禎帝又命撥二萬兩白銀給巡城御史,用於收殮死者[3]。

施藥、施粥、掩埋屍骨三種手段綜合運用,經常可在明代史料中發現。如明代中期,平江伯陳銳在淮揚一帶總督漕運時,當地大疫。陳銳「遣醫分療」,「給米千餘石為糜」,因此「所活甚眾」,而死者「以官地瘞之」[4]。

明人李渭,曾任雲南左參政。當時雲南用兵已久,疫癘大作,李渭主持施藥和煮粥以救助貧民「無算」,還給予棺木達到了八百多具[5];正統十四年(1449)一位中進士的王姓官員,

---

1 《明憲宗實錄》卷九一,成化七年五月辛巳條,第1761頁。
2 (清)張廷玉:《明史》卷一百七十二〈孔鏞傳〉,第4599頁。
3 《崇禎實錄》卷之十六,崇禎十六年秋七月庚申條,第485頁。
4 (明)李東陽:《懷麓堂集》卷八十六〈明故太傅兼太子太傅平江伯陳公墓誌銘〉,影印文淵閣《四庫全書》,第1250冊,集部,第908頁。
5 (明)焦竑:《國朝獻徵錄》卷之一百二〈參知李公渭傳〉,吳湘湘主編《中國史學叢書》,臺北:臺灣學生書局印行,1984年12月再版,第4575頁。

在總督淮揚漕運兼巡撫該地時，為了應對水災和疫情，開倉放官糧，並動員富人捐糧賑濟，專門設立「病坊」來安置染病的無家可歸者，並選擇四十餘位高明的醫生專門照料，據稱「活垂死之民餘二百萬」。遇到死者，或給其子孫棺木自行安葬，或命人隨處掩埋[1]；正德九年（1514）進士党以平，曾任都察院右副都御史，巡撫順、永、薊州一帶。某年薊州、遵化大疫。党以平對不肯服藥者「教之醫藥」、「飢者賑之」、「死者埋之」，控制了疫情，得到「境內清謐」的評價[2]；嘉靖三十三年（1554）四月，北京城內外爆發大疫，明世宗敕令太醫院發藥、戶部同錦衣衛官，以米五千石煮粥賑濟生者，死者「官給席槁令所在居民收瘞之」，使貧民「全活甚眾」[3]。

　　直接發放錢糧等物給災民，讓災民自行支配，也是救災的一種方式。雖然免費發放的錢糧不多，但與煮粥、施藥、政府幫助掩埋等手段相比，災民可以自由支配，顯得各為便利。如弘治十年（1497）九月，山東濟、兗、青、登、萊五府遭水災，濟、青二府遭蟲災，蓬萊、黃二縣瘟疫。明孝宗命當地官員賑恤：溺死人口之家給米二石，漂流房屋頭畜之家一石，瘟

1　（明）柯潛：《竹嚴集‧補遺‧送兵部尚書王公還河州序》，影印文淵閣《四庫全書》，第1246冊，集部，第514頁。
2　（明）焦竑：《國朝獻徵錄》卷之五十五〈都察院右副都御史進階正議大夫資治尹穎東黨公以平行狀〉，吳湘湘主編《中國史學叢書》，臺北：臺灣學生書局印行，1984年12月再版，第2314頁。
3　《明世宗實錄》卷四百九，嘉靖三十三年四月乙亥條，第7133頁。

死之家量給之,死亡盡絕和貧不能葬者給以掩埋之費[1]。

萬曆十五年(1587)五月,北京瘟疫流行。明神宗特命除挑選太醫院的精幹醫生,分撥到北京的五城免費診視和給藥,還從戶部撥出銀兩,每家得病的居民可得到銀六分錢十文的優待[2]。五月,明神宗敕諭禮部:「朕聞近日京城內外災疫盛行,小民無錢可備醫藥,爾部便行太醫院精選醫官人等,多發藥料分投診視施給,以稱朕救民疾苦之意,仍照嘉靖年間例每家量給與銀錢一次[3]。」當年五月三十日,據中城等兵馬司造冊上報,北京的五城兵馬司於當月二十一日,共發放銀錢給患病的一萬六百九十九人,共計用銀六百四十一兩九錢四分、錢十萬六千九百九十文[4]。

明朝皇帝推廣有效的藥方,也曾見於記載。如嘉靖二十一年(1542)五月,為了應付各處疫情,明世宗親自檢索醫書,製作「濟疫小飲子方」,並讓禮部刊行印發,推廣皇帝認為較好的藥方[5]。而是否有官方幫助收養在疫災中被遺棄的孤兒,這類記載還有待進一步發掘。

1　《明孝宗實錄》卷一二九,弘治十年九月乙巳條,第 2278 頁。
2　《明神宗實錄》卷一八六,萬曆十五年五月丁酉條,第 3479 頁。
3　《明神宗實錄》卷一八六,萬曆十五年五月丙申條,第 3475 頁。
4　《明神宗實錄》卷一八七,萬曆十五年六月戊寅條,第 3508 頁。
5　《明世宗實錄》卷二六一,嘉靖二十一年五月乙酉條,第 5204 頁。

二、衛生不佳，防疫都是浮雲

　　疏散大量聚集的工匠、夫役、軍隊等，降低其密度，減少聚集時間，改善衛生環境，可以減少疫情。如洪武至宣德年間的虞謙，曾奉命督運大木，從潁州、陽武陸路拖曳後，從衛河運達北京。當時服役的軍士有萬餘人，正當盛暑疫作，服役者染病的很多，而虞謙認為：這是因為人群聚集太密，應該把人群分散。在迅速疏散士兵後，果然染疫者減少了[1]；明武宗時，王珝任山東巡撫，時武宗南巡，該地官員過早聚集夫役，數萬人於南巡的地境上等候，結果出現「疫作且乏食」的情況。王珝命令趕緊遣散人夫，「令及期無誤」、「悉令散歸活者不可勝計」[2]；明世宗時，徐階在《複楊裁庵》中，與人商議「禦倭機宜」。為了不使調來剿滅倭寇的士兵染上「疫癘」，建議「擇城外寬閒之地以居之。庶民不被攪擾。不至填壅」[3]；明世宗時，夏言在〈議處下場馬匹疏〉中，曾經談到了人和馬匹在「大雨時行、暑氣方溽、泥潦遍野、鬱蒸中人」的環境下，「群處則有疫厲之虞、露宿則有蛇蚋之害」，外加「飲食不繼、寢息無所」，就容易產生「人困而踣、馬疲而病，將見數月之內、士馬物故、不可勝算」的困難，因此主張夏季養馬由軍人

1　（明）楊士奇：《東里集・文集》卷十四〈故嘉議大夫大理寺卿虞公墓碑銘〉，影印文淵閣《四庫全書》，第123冊，集部，第163頁。
2　（明）焦竑：《國朝獻徵錄》卷之四十〈兵部右侍郎王珝傳〉，吳湘湘主編《中國史學叢書》，臺北：臺灣學生書局印行，1984年12月再版，第1659頁。
3　（明）陳子龍等輯：《明經世文編》卷之二百四十五〈徐文貞公集二・複楊裁庵〉，北京：中華書局，1962年版，第2567頁。

自領、分散放牧[1]。

　　盡量做好受災民眾的賑濟工作，避免產生大量流民，或盡快遣散聚集的流民。成化時進士高銓，曾任河南按察司僉事，當地發生飢荒，流民中染疫者不少，高銓急忙「請給衣糧亟散遣之」，使得「所全活多至不可數」[2]。

　　嘉靖四十年（1561）四月，北京一帶大疫，明世宗命令「發米粥藥餌給京師流民」。戶部上奏，說流民絡繹而來，大量群聚，「日久蒸為疫癘」。為了防止可能爆發疫情，應該在進入北京的主要路途上，委派官員賑濟分糧，以免流民都湧入北京城使疫情爆發，明世宗採納了其意見[3]。

　　對聚集的大量人群，盡量提供寬敞的環境，注意改善住宿、飲食的衛生狀況。如景泰五年（1450），進士謝士元曾任四川巡撫。某年川西大飢，飢民湧入成都府。謝士元命人在成都城內設立了十幾個區域，作為煮粥賑濟的場所，並且督促勤掃穢物，以防止疫情的發生；給病患藥物，把死者安埋在東城外的義冢；給流民官方的文書，使其回鄉路上可以沿途得到政府救助。如此日夜規劃，才得以「活數萬人，全蜀以安」[4]。

1　（明）陳子龍等輯：《明經世文編》卷之二百二《夏文愍公文集一・議處下場馬匹疏》，北京：中華書局，1962年版，第2112頁。
2　（明）焦竑：《國朝獻徵錄》卷之三十一〈資善大夫南京戶部尚書致仕贈太子少保高公銓墓表〉，吳湘湘主編《中國史學叢書》，臺北：臺灣學生書局印行，1984年12月再版，第1294頁。
3　《明世宗實錄》卷四九五，嘉靖四十年四月壬辰條，第8206頁。
4　（明）焦竑：《國朝獻徵錄》卷之六十〈都察院右副都御史謝公士元行狀〉，

第四章　明代政府的超前布署　　111

武宗時逝世的劉彬，曾任潮州程鄉知縣，在任期間，曾經擴大監獄的面積，改善犯人的衛生環境，「廣囹圄之湫隘，囚縲者不至疫死」[1]；嘉靖年間，吳時來曾任松江府推官。當時倭寇入侵，難民湧入府城，「城隘民眾壅污蒸染」，導致大疫。吳時來為了控制疫情，一邊治理城市衛生，四次開水關閘門，讓運輸薪柴和米穀的船隻，將糞便等穢物帶出城外，一邊「多置藥餌」、「躬行視療」，控制了一定的疫情[2]。

　　萬曆三十四年（1606）二月，明朝議開泇河之役。廣西道御史史弼就曾建言：為了防止三省服役的民眾聚集，出現「春深雨濕、氣蒸疫作」的情形，應該適當疏散服役的民眾，「宜析處分屯，每屯相去里許，於其中分任老壯，多置居所」，才能發揮防止、減輕疫情的作用[3]。此建議雖然未被採納，但反映了時人應對疫情的思想。

　　明人吳遵所著《初仕錄》中〈崇本・救災荒〉一文，就談到了煮粥賑濟災民時，要注意疏散人群，粥廠「須擇寬敞潔靜之所，使辰入巳出、午入申出，一日兩散，勿使過飽，亦不得

吳湘湘主編《中國史學叢書》，臺北：臺灣學生書局印行，1984年12月再版，第2564頁。

1. （明）焦竑：《國朝獻徵錄》卷之一百〈雷州府同知劉肅庵彬傳〉，吳湘湘主編《中國史學叢書》，臺北：臺灣學生書局印行，1984年12月再版，第4477頁。
2. （明）焦竑：《國朝獻徵錄》卷之八十三〈松江府推官吳公時來紀功碑〉，吳湘湘主編《中國史學叢書》，臺北：臺灣學生書局印行，1984年12月再版，第3516頁。
3. 《明神宗實錄》卷四一八，萬曆三十四年二月壬寅條，第7887頁。

令相枕籍致生瘟疫」，並認為這是「救荒之良法也」；明人楊昱所輯《牧鑒》一書，很重視總結宋代歷史人物為了防疫，遣散人群的經驗。如該書收輯曾鞏任越州通判時，當地發生飢荒。為了防止流民湧入城市造成「群聚有疾疫之虞」的情形，曾鞏就令富人貸糧給貧民以減少聚集之患。在該書卷十中還曾記載：滕元發任鄆州知州時，各地流民湧至，可能會造成「蒸為癘疫」的危險。因此滕元發準備在城外廢棄的營地修建流民的住處，不使流民過於密集。滕元發召集了富民說：「飢民群聚，沒有住所安置就容易染病，如果你們不出力修建，到時你們也會染病。」在富民的幫助下，一夜之間建成多間帶有灶具的簡易住房，流民因為有了住所，得以存活者約有五萬人[1]。

　　使人群暫時、永久從疫情嚴重的地區遷出，也是應對疫情的方法之一。如明初人蕭正，曾任貴州安莊衛知事，該衛所在一處叫作白水山的地方，設有一處兵堡。每年駐守該堡的士兵都「染疾疫十七八」，甚至「醫莫能療」。蕭正設法遷移該堡，改築在沒有疾疫的地方，才避免了更多傷亡[2]。

　　崇禎十四年（1641），楊文岳總督保定、山東、河北軍務。當時楊文岳駐兵開封，該地「疫作」，於是就把軍隊轉移到汝寧一帶安頓[3]。

1　（明）楊昱：《牧鑒》卷之十〈接人四・流移四之九〉，《續修四庫全書》，第753冊，史部，第752頁。
2　（明）金幼孜：《金文靖集》卷九〈禮部郎中蕭公伯辰墓誌銘〉，影印文淵閣《四庫全書》，第1240冊，集部，第831頁。
3　（清）張廷玉：《明史》卷二百六十二〈楊文岳傳〉，第6783頁。

第四章　明代政府的超前布署　　113

留在疫區的人，往往有染病死亡的危險。如陸如崧，大約是弘治年間人，曾任福建南平縣令。當時南平大疫，同僚有舉家病死者，其屬吏都請陸如崧暫避瘟疫。陸如崧不顧危險，繼續出入辦公，因此染疫而死[1]。

　　在疫情爆發時，明朝官員對獄囚的特殊處理，一般有三種情況：一是罪輕的囚犯，暫免繫獄，出外收保；二是迅速判決，發落遣散；三是擴建監獄，改善衛生環境，使犯人勤於洗澡，清理污穢。

　　如明朝有熱審的制度，就是在暑月，由刑部奏請，皇帝下令審查關押的犯人中，罪輕者釋放，稍重者減等，目的就是防止關押犯人太多，導致「獄狹人眾」，產生疫情。據明人沈德符記載，明成祖時的熱審只是稍寬罪囚之罪，或者將囚犯放出監獄聽候召喚；到了宣德二年（1427）七月，明宣宗諭令三法司：「今盛暑，朕與卿等深居靜處，猶覺可畏。罪囚鬱蒸煩悶，安得無病？宜為檢看，即具所犯來奏，勿得久淹。」於是三法司以刑部尚書金純等人為首上奏，明宣宗閱覽囚犯名單後，迅速決遣了二千四百六十五人。此後隔歲一行熱審，直到明孝宗登極以後，才年年熱審，其成為固定的制度[2]；天順初年，進士楊繼宗曾任刑部主事。當時獄囚多「疫死」者，楊繼宗改

---

1. （明）顧清：《東江家藏集》卷三十〈南平令陸君墓誌銘〉，影印文淵閣《四庫全書》，第1261冊，集部，第701頁。
2. （明）沈德符：《萬曆野獲編》卷十八〈熱審之始〉，《續修四庫全書》，第1174冊，子部，第453頁。

善囚犯的待遇,保證了獄囚按時飲食,並三日洗澡一次,因此「全活甚眾」[1]。

　　成化年間任南京刑部尚書的周瑄,曾經在夏季「暑疫」時,釋放囚犯中罪輕者,與之約期聽候召喚。罪囚都歡呼而去,到了召喚的時,據說都沒有失期違誤[2];正德十六年(1521)六月,法司審錄寧王朱宸濠和錢寧、江彬之獄被連累之人,有數百人入獄。當時「暑雨疫癘大作」,因此而死者眾多,幸虧給事中許復禮、御史陳克宅上言解救,才釋放了無辜的二百四十四人[3];馬驌,正德末年曾任淮安府推官。剛到任上就發現奇怪的情況:獄吏幾乎每日都來上報,囚犯中有人生病。當時大疫,馬驌親自到監獄中,釋放了流刑和徒刑以下最輕之人數百名,降低了染疫的風險[4];嘉靖二十三年(1544),進士徐易曾任鄞縣縣令。某歲當地爆發「厲疫」,徐易將獄囚放出,讓囚犯約期返回,到了約定日期,囚犯竟然都守信回到獄中[5];崇禎十六年(1644)八月,北京城發生瘟疫,崇禎帝先諭令刑部「瘟疫盛行,民間罹災甚慘,大小各官,都著洗心滌慮,共圖挽回。獄中情輕各犯,先行釋放,候旨。事涉矜疑

1　(清)張廷玉:《明史》卷一百五十九〈楊繼宗傳〉,第 4350 頁。
2　(清)張廷玉:《明史》卷一百五十七〈周瑄傳〉,第 4298 頁。
3　《明世宗實錄》卷三,正德十六年六月乙未條,第 136 頁。
4　(明)焦竑:《國朝獻徵錄》卷之八十九〈鄖陽府知府馬公驌墓誌銘〉,吳湘湘主編《中國史學叢書》,臺北:臺灣學生書局印行,1984 年 12 月再版,第 3855 頁。
5　(明)李攀龍:《滄溟集》卷二十三〈徐給事中墓表〉,影印文淵閣《四庫全書》,第 1278 冊,集部,第 466 頁。

者,作速問結。」後又召問刑部尚書張忻:「獄中各犯,可盡該放否?」張忻說:「此時瘟疫遍行,物故者多,慘不忍見,所以取保放出,若失誤封疆者,仍禁不放。」崇禎說:「放也罷了。」出外收保的嫌犯有帶方巾的,有穿色衣的,在外拜客的,如熊開元、姜埰、尹民興等人,忘了自己的身分,因此才被認為「這等可惡」,刑部尚書張忻才「拘喚數人還監收禁」[1]。

崇禎十六年(1644)十二月,崇禎帝諭令刑部:「天氣嚴寒,聞獄中病疫頗多,情輕官民各犯,准暫行保候,一面訊審速結,以昭朝廷軫恤至意。未結者三月初旬收監[2]。」

疏散疫群的活動,可能具有兩面性。一方面使未染疫之人分散,有助於躲避疫情;但另一方面也使染疫之人將瘟疫傳播更廣,而具體的史料,還有待發掘。

三、民間熱心人士 +1

在明代,民間慈善力量常有力救助疫情。各地官員和機構,往往鼓勵民眾出糧、出資,募捐到的物資為施藥、煮粥、掩埋屍骨,提供了部分甚至大部分的資金保障。

在這個過程中,儘管從事慈善活動不是富人的專利,但不能否認「富人」、「富民」或「富戶」發揮了至關重要的作用。如景泰五年(1454),常熟大飢且大疫。當時的巡撫等官員

---

1 (清)李遜之:《崇禎朝野紀》,《四庫禁毀叢刊》,第 6 冊,史部。
2 《崇禎長編》卷一,崇禎十六年癸未十二月辛酉條。

「募民納粟」，並加以旌表。一位叫王蒸的平民就曾捐出「五百斛穀」救助[1]，並表示不需要朝廷的旌表，再三推辭不下才接受；天順元年（1457），進士劉璋曾任山東參政。某年山東出現了「道殣相望，熏蒸成大疫」的災情，劉璋的同僚五人中就有三人染疫而死。劉璋無所畏懼，到疫區第一線，走遍鄉戶，還令富民募捐物資，施藥於民，並掩埋疫死之人的屍骨。在劉璋的努力下，達到了「民全活為多」的成效[2]。

　　成化十四年（1478）進士史英，曾任棗強縣令。在歲凶之年，曾經「出俸買藥以療瘟疫者」，有一千多人得到了賑濟[3]；成化十八年（1482），淮揚一帶大疫，死者枕籍。平江伯陳銳召集富人，募捐到幾千兩白銀，並用這些錢買藥請醫，派遣醫生到各個疫情嚴重的地區診視病人，並免費施藥，還「日給米一升以資糜粥」，救助活動持續了兩月有餘，挽救了不少的災民[4]；明代中期人李香，曾任都水主事管理徐州的漕運水利。當時荒疫頻仍、人將相食，李香之勸諭富民周潭人等出糧煮

1　（明）鄭文康：《平橋稿》卷十四〈愚直翁墓誌銘〉，影印文淵閣《四庫全書》，第1246冊，集部，第636頁。
2　（明）焦竑：《國朝獻徵錄》卷之五十〈榮祿大夫太子少保工部尚書劉公璋神道碑〉，吳湘湘主編《中國史學叢書》，臺北：臺灣學生書局印行，1984年12月再版，第2093頁。
3　（明）焦竑：《國朝獻徵錄》卷之九十二〈河南按察司副使史公英墓誌銘〉，吳湘湘主編《中國史學叢書》，臺北：臺灣學生書局印行，1984年12月再版，第4020頁。
4　（明）焦竑：《國朝獻徵錄》卷之九〈平江伯陳銳傳〉，吳湘湘主編《中國史學叢書》，臺北：臺灣學生書局印行，1984年12月再版，第295頁。

粥，賑濟飢民；又措置銀兩，購買藥物投入衙門前的井中，令染疫者取食對死而無歸的災民，又措置空地來掩埋屍骨，並立碑刻名，以便其親人尋找[1]。

明人林希元在其《荒政叢言疏》中建議：在掩埋死者時，動員民間的慈善者「每鄉擇有物力行義者一人，領銀開局，專司給散」，以便協助政府救助災情[2]。

民間慈善力量參與救治疫情的群體身分中，除了富民外，在職和致仕的官員常常參與其中。在職的官員，如正統元年逝世的河南府知府李驥，在該地大疫時，曾經捐俸買藥，儲存在辦公的廳堂，遇到染疫之人就免費施給，因此患者「賴全活者眾」[3]。

嘉靖四十一年（1562）進士滕伯輪，在隆慶年間，曾以都察院右副都御史提督軍務鎮守浙江。當時瘟疫盛行，滕伯輪捐俸祿買棺木掩埋的屍骨就達「二千有奇」[4]。

---

1 （明）焦竑：《國朝獻徵錄》卷之六十八〈大理寺卿李公香行狀〉，吳湘湘主編《中國史學叢書》，臺北：臺灣學生書局印行，1984 年 12 月再版，第 2972 頁。

2 （明）陳子龍等輯：《明經世文編》卷之一百六十二〈林次崖文集一·荒政叢言疏〉，北京：中華書局，1962 年版，第 1626 頁。

3 （明）焦竑：《國朝獻徵錄》卷之九十三〈河南府知府李君驥墓誌〉，吳湘湘主編《中國史學叢書》，臺北：臺灣學生書局印行，1984 年 12 月再版，第 4031 頁。

4 明）胡應麟：《少室山房集》卷九十二〈嘉議大夫都察院右副都御史贈兵部左侍郎建安滕公墓誌銘〉，影印文淵閣《四庫全書》，第 1290 冊，集部，第 669 頁。

致仕家居的官員也不少，如弘治六年（1493）進士，曾任南京光祿寺卿的王紹，家居時大疫。王紹「捐俸輸粟顧醫」，使得「存活者十之七」[1]；嘉靖十八年（1539），曾任副都御史巡撫甘肅的陳九疇在鄉里家居時，發生大疫和大飢荒。陳九疇就曾「輸粟百斛賑之」，前後捐出的俸祿儲蓄就達六百多兩[2]。

　　值得注意的是，各級地方官員，動員民間慈善力量是否有效，往往取決於主持賑濟的官員積極與否，是否用「旌表」等方式鼓勵行善之人，甚至是否對富民「曉以利害」，帶有威脅性質等因素。

第三節　瘟疫後的重建政策

　　有疫災的地方，尤其是在多種災害併發的情況下，社會生產往往遭到不同程度的破壞。明王朝為了維護經濟穩定，根據各地災情輕重和自身的財政狀況，採用了不同的手段，包括量情減輕或減免地方賦稅、繇役、軍役負擔，贖還被賣男女，制止疫區犯罪，移民到疫區，招撫流民復業等。

1　明）焦竑：《國朝獻徵錄》卷之七十一〈南京光祿寺卿王紹傳〉，吳湘湘主編《中國史學叢書》，臺北：臺灣學生書局印行，1984 年 12 月再版，第 3086 頁。
2　明）焦竑：《國朝獻徵錄》卷之六十一〈副都御史陳九疇傳〉，吳湘湘主編《中國史學叢書》，臺北：臺灣學生書局印行，1984 年 12 月再版，第 2607 頁。

一、疫情期間不用課稅，哪有這麼好的事？

　　蠲免稅糧或緩徵稅糧，以待豐收年份再繳納，是很重要的一種方式。如洪武十八年（1385）正月，四川永寧宣撫使祿肇遣弟阿居上言：連年以來，當地歲賦馬匹都已輸足，惟糧不能如數。因為明軍南徵「蠻夷」時，當地居民「驚竄」，使耕種失時；外加戰後疫癘死亡者，所以輸納不及。明太祖命蠲免該徵稅糧[1]；洪武十八年（1385）二月，雲南烏蒙軍民府知府亦德上言，說當地刀耕火種，連年霜旱疾疫，民眾飢貧，當年應輸的稅糧無法徵收，明太祖命全免所欠稅糧[2]；永樂元年（1403）三月，南陽鄧州官牛疫死眾多，當地官員督責民眾賠償，致使貧者「鬻男女以償」，明成祖大怒，命死牛之家全免賠償，所賣的男女用於賠償牛價的，都由官府贖還，並命相關部門責罰遇到疫災不上奏，而擅自督責民眾賠償之罪[3]；永樂八年（1410）二月，戶部上奏，江西建昌府新城縣於永樂五年八月大疫，民眾死亡眾多，民田四百八十餘頃都拋荒，應該派遣官員蠲免田糧，時任皇太子的明仁宗批准其建議[4]；永樂八年（1410）十月，戶部又上言，江西建昌府廣昌縣永樂五年、六年大疫，死者有八百餘戶，請求蠲免稅收。時任皇太子的明

1　《明太祖實錄》卷一百七十，洪武十八年正月癸酉條，第 2583 頁。
2　《明太祖實錄》卷一七一，洪武十八年二月丁巳條，第 2597 頁。
3　《明太宗實錄》卷一八，永樂元年三月辛丑條，第 332 頁。
4　《明太宗實錄》卷一百一，永樂八年二月庚戌條，第 1318 頁。

仁宗批准其建議[1]；永樂九年（1411）六月，巡按河南監察御史李偉上言，磁州武安等縣大疫，死者達三千五十餘戶、荒蕪田土千三十八頃左右，請求蠲免其稅，明成祖批准其建議[2]。

永樂十一年（1413）正月，巡按福建監察御史趙升上言，福建光澤、泰寧二縣永樂五年、六年曾發生大疫，死者達四千四百八十餘戶，導致鹽糧二千四百一十四石無從徵收，明成祖命戶部全免其所欠稅糧[3]；黃裳曾任檢查御史。當某年浙江寧波、紹興、台州三府疫死三萬人的時候，曾建言「死者宜蠲租，存者宜振恤」，朝廷同意了其建言[4]；永樂年間，王彰任戶部侍郎時，曾經奉命前往山西祭祀西嶽華山，還朝上奏，疫災中陝西及新安的民眾曾「鬻賣男女以償逋租」，非常可憐，明成祖命「悉蠲逋」，並「官給楮幣贖所鬻人」[5]；宣德七年（1432）正月，思南府上奏，所屬水德江長官司山溪陡峻，無田耕種，只上納戶丁折銀糧三十八石左右。今年大疫，死者六十餘戶，稅糧又未免除，都是現存居民代為輸納。加上鈔法不通，市鎮鋪店又令繳納大明寶鈔，當地岩洞深阻，商旅不至，都是靠到外地辦鈔輸官，民眾艱難，請求蠲免前項米鈔，

---

1 《明太宗實錄》卷一百九，永樂八年十月丁巳條，第 1407 頁。
2 《明太宗實錄》卷一一六，永樂九年六月庚戌條，第 1480 頁。
3 《明太宗實錄》卷一三六，永樂十一年正月己酉條，第 1660 頁。
4 （清）張廷玉：《明史》卷一百六十七〈黃裳傳〉，第 4507 頁。
5 （明）何喬遠：《名山藏》卷之六十一〈王彰傳〉，《續修四庫全書》，426 冊，史部，第 615 頁。

明宣宗命戶部免除其所納之稅[1]；宣德七年（1432）十二月，鎮守河州西寧都督同知劉昭上言，河州衛各番族茶馬七千七百餘匹，已徵六千五百餘匹，未到的馬匹所屬必里衛等族。因為必里衛等族當年畜牧疫死眾多，加上氣候酷寒，請求來年徵取，明宣宗同意其建議[2]；景泰五年（1454）四月，太僕寺少卿黃仕儁上奏，聽說淮徐以北疫癘大作，死者不可勝數，請乞災害極重的地方，將當年該徵的錢糧全部免除，輕緩之處量加寬緩停徵，戶部同意其建言，移文撫安賑濟官知會奉行[3]。

景泰六年（1455）正月，山西署都指揮使朱忠上奏，太原左等衛所、守備雁門關官軍原來關領的馬匹有九十四匹因為「時疫倒死」，買補艱難，請求等候豐收的年歲再追補賠償，明代宗同意其請求[4]。成化十三年（1477）四月，巡撫湖廣左副都御史劉敷上奏，去年夏季和秋季，當地大旱，田禾損傷歉收，民眾「染疫癘死者甚眾」。今年春節又有大雨、冰雹之災，耕牛死者十之八九，請求暫免上年拖欠的稅糧，以紓解民困，明憲宗同意其請求[5]；萬曆二十一年（1593）七月，河南巡撫趙世卿上言，衛輝府獲嘉縣路居衝要、差役浩繁，從萬曆七年（1579）以來天災和瘟疫盛行，導致人戶逃亡過半，戶部建議將該縣孝和等社硝磌荒地一百四十四頃五十三畝所納稅糧

1　《明宣宗實錄》卷八六，宣德七年正月癸未條，第1989頁。
2　《明宣宗實錄》卷九七，宣德七年十二月丁亥條，第2185頁。
3　《明英宗實錄》卷二百四十，景泰五年夏四月己亥條，第5232頁。
4　《明英宗實錄》卷二四九，景泰六年春正月癸酉條，第5398頁。
5　《明憲宗實錄》卷一六五，成化十三年四月甲子條，第2994頁。

六百一十八石全免,並免除以前所積逋負稅糧,明神宗表示同意[1];萬曆二十八年(1600)六月,戶科都給事中李應策以北直隸福建飢荒和瘟疫盛行,請求「弛額外之徵」,但明神宗不允許[2]。除了明神宗後期怠政或好貨,對某些大疫的賑濟漠視外,幾乎所有皇帝都會下令蠲免稅糧。

稅糧折納,能稍微減輕疫區的經濟負擔。如永樂年間西安大疫,魏源正好巡按陝西該地,督促當地官員「療活甚眾」,並上奏說,西安等府有存糧一千九十餘萬石,足夠支用十年。這次遇到瘟疫,民眾的農業生產受到妨礙,故請求用繳納大明寶鈔來代替兩稅實物徵收的一半,明朝同意其請求[3]。

宣德九年(1434)五月,江西宜黃縣耆民李崇政等上言,該縣連年遭疫,死者眾多,官田重租難於徵納,請求如舊例折納土產苧布代替交糧。明神宗表示,現在民眾死亡眾多,怎麼還忍心徵收米呢?同意折布以減輕民困[4]。

絲役、賦稅和軍役的全部或部分豁除,也能減輕民眾負擔。如《明會典》卷十九〈戶部四〉曾記載:永樂六年(1408),明朝為了賑濟福建瘟疫中死絕的人戶和家庭,其遺留的老幼婦女、兒男都驗口給米,稅糧、鹽米,各項稅糧暫且停徵,直到成丁之日才自行立戶當差;永樂十七年(1419)五月,福建

---

1 《明神宗實錄》卷三三六,萬曆二十七年六月庚寅條,第 6230 頁。
2 《明神宗實錄》卷三四八,萬曆二十八年六月戊戌條。
3 (清)張廷玉:《明史》卷一百六十〈魏源傳〉,第 4357 頁。
4 《明宣宗實錄》卷一百一十,宣德九年五月乙未條,第 2483 頁。

建安縣知縣張准上言,福建建寧、邵武、延平三府從永樂五年以來屢次大疫,民眾死亡達到十七萬四千六百餘口。巡按御史趙升已經覈實了當地的繇役、賦稅和勾軍的軍役都沒有豁除,時任皇太子的明仁宗便命戶部和兵部免除當地負擔,以便賑濟[1];天順元年(1457)五月,山東數府飢疫大作。明英宗命戶部查明災情,災重之處當年糧草盡與蠲免,災輕之處也免起運的賦稅,以存留在地方,同時停止各府冬季採柴民夫的繇役以便紓解民困[2];天順二年(1458)正月,巡按山東監察御史江勳上奏,濟南等府連年水旱蝗疫相仍,請求將清軍清出的軍丁暫停起解,等候秋成農業收穫後再行處理,明英宗同意其建議[3];成化二年(1466)五月,巡視鳳陽等處右副都御史林聰上奏,鳳陽等四府,滁、和、徐三州水旱相仍,加以瘟疫流行,死者愈眾,請求朝廷加意寬恤,各府州當年選解馬匹暫免一年,以紓追償和買之困、暫停清軍,逃班、輪班和失班的工匠都暫停取解等,幾條建議都被採納施行[4]。

成化十八年(1482)三月,當時戶部主事汪洪催徵邊儲,上言建議,山西連歲遭受荒歉、疫癘流行、死亡無數,請求緩徵稅糧,暫行停免不急徵的繇役攤派之費,戶部商議後同意其建議[5];正德八年(1513)十二月,巡撫右副都御史任漢上奏,

---

1 《明太宗實錄》卷二一二,永樂十七年五月戊辰條,第 2139 頁。
2 《明英宗實錄》卷二七八,天順元年五月己丑條,第 5962 頁。
3 《明英宗實錄》卷二八六,天順二年正月癸未條,第 6131 頁。
4 《明憲宗實錄》卷三十,成化二年五月己卯條,第 595 頁。
5 《明憲宗實錄》卷二二五,成化十八年三月丁丑條,第 3863 頁。

江西自夏至冬少雨，省城內外和各府縣火災屢發，燒毀民居眾多，外加瘟疫流行，小民困苦，請乞蠲免糧稅並賑濟。戶部商議後，命令南京刑部右侍郎鄧璋兼都察院左僉都御史，賑濟江西地方，發放本處預備倉的糧食及兩淮、兩浙的鹽價銀，共十萬兩用於救災[1]。

其他手段，如暫緩工程、停止織造，罷免抽分內臣等也見記載。如洪武五年（1372）七月，明太祖聽說營建中都的軍士中不少人都染上了疫病，主因是「盛暑重勞、飲食失節、董其役者又督之大急，使病無所養死無所歸」，因此特命官員帶上醫藥探視，病情嚴重的還用舟車送還其家，在沿途還給醫治療，並且敕令監督工程的官員不要催促過急[2]；正德十六年（1521）六月，明世宗即位初年，南北直隸、山東、山西、河南、陝西等地出現了「大旱疫」的情況，明世宗命停止陝西每年的絨袍織造，並罷遣各地的抽分內臣[3]。

二、瘟疫竟會引發人口販賣？！

移民到疫區，招撫流民復業，是恢復疫區正常生產力的一項重要舉措。如永樂八年（1410）十二月，福建邵武府上奏，連歲境內民眾大疫死絕的共有一萬二千餘戶，所遺留下

1　《明武宗實錄》卷一百七，正德八年十二月甲辰條，第2191頁。
2　《明太祖實錄》卷之七五，洪武五年秋七月戊申條，第1383頁。
3　（明）何喬遠：《名山藏》卷之二十二〈世宗肅皇帝一〉，《續修四庫全書》，第426冊，史部，第56頁。《明英宗實錄》卷一百六，正統八年七月戊午條，第2150頁。

的拋荒田地很多，建議將犯了杖罪的囚犯遷到該地耕種，以恢復生產，保證以後徵收賦稅，明成祖同意其建議[1]；嘉靖三年（1524）六月，戶部上言，去年災傷嚴重的地區是廬、鳳、淮、揚四府和滁、和、徐三州，而應天、太平、鎮江次之，其餘府州縣各有差別。席書報告有垂死極貧的災民四十五萬，「以疫之死者十之二三」，因此出現了許多的荒棄田地。戶部請求，諭令天下布政司官員招集逃亡之民，給予牛具和種子，幫其復業，絕戶的荒田就召人佃種，寬減繇役和賦稅，目的就是要恢復生產，田地和賦稅不失原額，軍隊的屯田也照樣辦理[2]；嘉靖十三年（1534）八月，直隸巡按御史李吳上奏，鳳陽連歲「旱疫」，流民眾多，本地缺少勞動力，請敕令當地官府查勘荒田，招集流民，給以牛具和種子，督勸耕墾，並免除其積欠的賦稅，若再遇到歉收年份就加強賑濟。戶部覆議，勸課之法應該通行天下，明世宗同意該處理意見[3]。

贖還被賣男女。如永樂元年（1403）三月，南陽鄧州官牛疫死眾多，當地官員督責民眾賠償很急，致使貧者「鬻男女以償」。明成祖大怒，命死牛之家全免賠償，用於賠償牛價的所賣男女都由官府贖還，並命相關部門責罰遇到疫災不上奏，而擅自督責民眾賠償之罪[4]。永樂年間王彰任戶部侍郎時，曾奉

---

1 《明太宗實錄》卷一一一，永樂八年十二月甲辰條，第1419頁。
2 《明世宗實錄》卷四十，嘉靖三年六月庚戌條，第1012頁。
3 《明世宗實錄》卷一六六，嘉靖十三年八月乙未條，第3643頁。
4 《明太宗實錄》卷十八，永樂元年三月辛丑條，第332頁。

命前往山西祭祀西嶽華山，還朝上奏，疫災中陝西及新安的民眾曾「鬻賣男女以償逋租」非常可憐。明成祖命「悉蠲逋」，並「官給楮幣贖所鬻人」[1]。

經濟被破壞的疫區，容易出現大量因飢寒所迫的犯罪，因此制止疫區犯罪，也成了明王朝維護穩定的任務，不過此類記載不多。如成化十二年（1476）正月，福建鎮守等官上奏，延平府「疫癘之餘盜復竊發」，泰寧縣就出現了「賊徒近千人」，明憲宗命鎮守、巡按、三司等官盡心緝捕，否則「治罪不宥」[2]。

以上三大部分的論述，大致可綜合反映明代政府在應對瘟疫災害時採取的積極舉措。在這些舉措中，官方的「修省」、祈禱或祭祀活動難以發揮有效作用；疏散人群可能會使得疫情擴大，具有兩面性的特點；而其他多數措施都能減輕一些災情，穩定明代經濟和社會。在當時的條件下，明代社會對傳染病的科學認識和醫療技術能力有其歷史局限性，因此應以正面評價明王朝的積極作為為主。

1　（明）何喬遠：《名山藏》卷之六十一〈王彰傳〉，《續修四庫全書》，第 426 冊，史部，第 615 頁。
2　《明憲宗實錄》卷一四九，成化十二年正月壬戌條，第 2728 頁。

第四章　明代政府的超前布署　　127

大明也確診 皇朝的封城日記

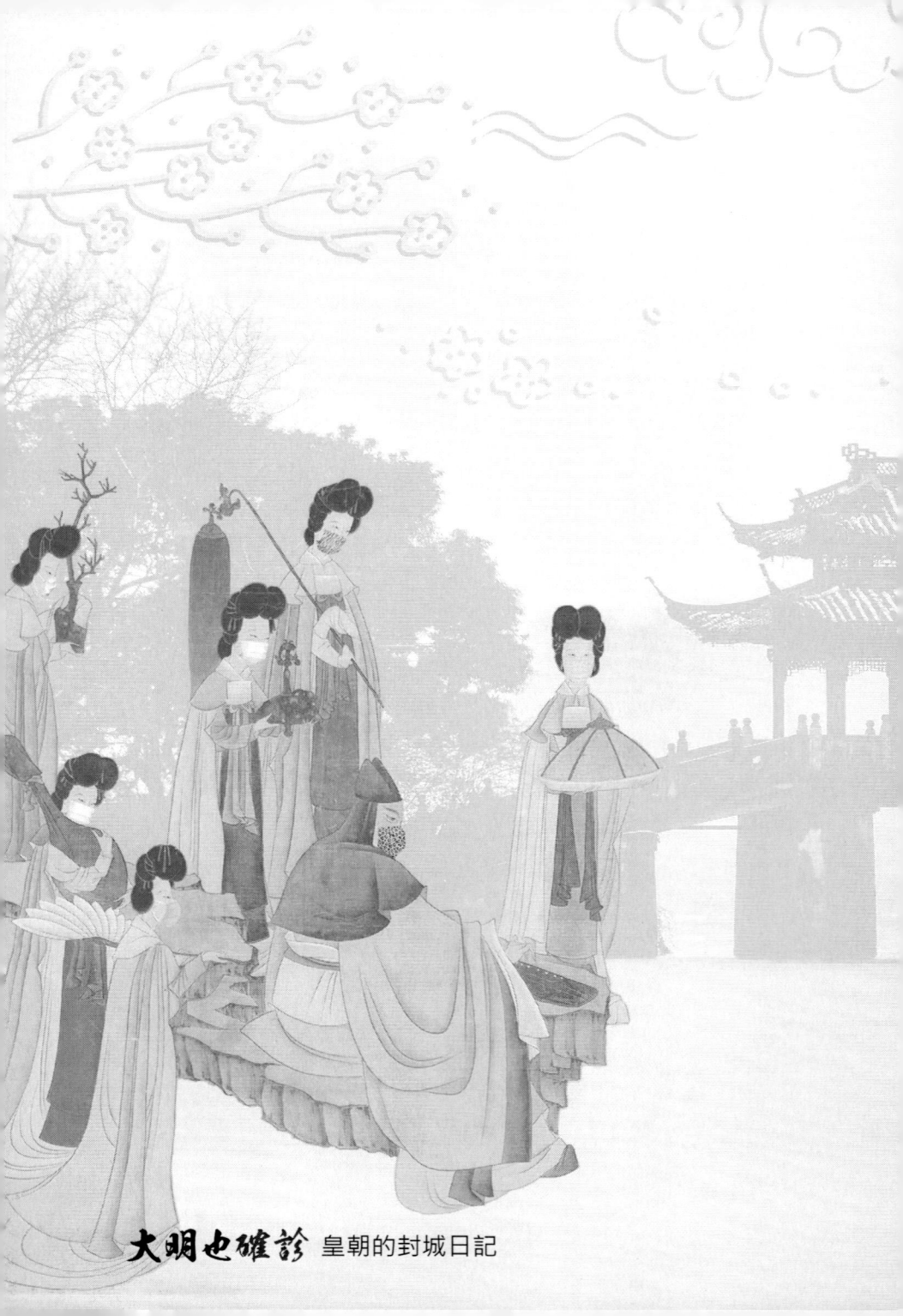

第五章　明朝的時代力量

　　在應對瘟疫災害時,明代的民間救助十分活躍,在此分為四個部分,從不同角度解讀。本書致力於發掘明代史料中的文集,以期深入明代社會救助史中的該主題。

第一節　明代的平民力量

民間救助的社會關係表現形式，大約可以從三類視角分析：第一類以職業劃分，如分為宗室貴族、官員、醫生、儒生、道士、軍戶等；第二類以階級或階層劃分，即富人與窮人；第三類可分為親屬社會關係與非親屬社會關係，這裡主要取第三類視角。

一、親屬篇：如果女友跟媽媽都得瘟疫，你會救誰？

家庭成員之間的自我救助，是染疫者遇到疫情危害時，最早實行的救助方式。在疫情嚴重時，染疫者全家幾乎都無力自我救護，由於親屬間的血緣關係，親屬力量常在疫災救助中發揮重要作用。見於記載的史料，可以粗分為下列幾類：

夫婦之間的救助。如有一海寧衛戍卒名叫李政，常在外經商，弘治八年（1495）因染疫回家。由於病情嚴重，告誡其妻不要靠近以避傳染。其妻李婦說：「夫婦身命相連，夫死我絕不獨生。」因此連續六個晝夜細心照料，侍奉湯藥，但還是沒能挽回李政的生命[1]。

父子之間的救助。如洪武初年殷奎，南直隸蘇州府崑山縣人，有一年秋季，其鄉里爆發瘟疫，該病的主要症狀就是「腹痢之疫」，尤其是幼兒易染此病，嚴重到「十戶而八九」的人

---

[1] （明）張寧：《方洲集》卷二十六〈李婦傳〉，影印文淵閣《四庫全書》，第1247冊，集部，第569頁。

家死者相繼。殷奎之子染疫之後,病情非常凶險,有好幾次都處於生死邊緣;多虧有位許姓醫生醫術高明,才得以痊癒。殷奎為此,還特意稱讚醫生「參陰陽之運,贊造化之功,肉朽骨,生死魄。其效可使父不戚子、兄不戚弟、老不戚少,有蕃祉眉壽之樂,而無劄瘥夭昏之憂者。其德於世何如也」[1];永樂八年(1410)春,某地瘟疫大行,民眾都很畏懼,「杜門絕火」以避之。有位叫鮑仲斌的人染疫,多虧其二子鮑永懷、鮑永和「朝夕不離側、寢食幾廢」般的照料,才得以康復[2]。

母女之間的救助。最極端的例子可算孝女割肝救母了。天順四年(1460),浙江杭州府仁和縣女子楊泰奴,在其母「疫病不愈」的情況下,採取了割肝的方法治療母親的疾病,母親因此湊巧痊癒[3]。有如此孝女,母親怎能不深感欣慰呢?

母子、兄弟之間的救助。如:正德年間,有翰林檢討陳寰致仕家居。其母譚淑人一次染疫,陳寰「不解衣而扶侍者月餘,衣廁腧垢生蟣,貌損髮盡白」,細心照料其母,得以痊癒[4];明代中期(可能是嘉靖時人),曾任廣東高州府徐姓知府,其大母和繼母曾經「疫痢大作」,不少家人都被傳染,二

---

1 (明)殷奎:《強齋集》卷二〈贈醫師許君仲方序〉,影印文淵閣《四庫全書》,第 1232 冊,集部,第 399 頁。
2 (明)唐文鳳:《梧岡集》卷六〈孝思堂記〉,影印文淵閣《四庫全書》,第 1242 冊,集部,第 612 頁。
3 (清)張廷玉:《明史》卷三百一〈列女一·楊泰奴傳〉,第 7701 頁。
4 (明)王世貞:《弇州四部稿》卷八十一,影印文淵閣《四庫全書》,第 1279－1284 冊,集部,第 340 頁。

第五章 明朝的時代力量　　131

母奄奄一息之際,家人以為無救,紛紛躲避。唯獨徐知府周旋其間,細心照料,二母才得以轉危為安[1];宣德至正德間有一徽州歙縣人,名叫黃資,其汪母和二弟黃義俊曾染疫。黃資親自熬取湯藥,晝夜伺候,不敢怠慢。有人勸他避疫,他卻說:「我怎麼能夠棄離我的骨肉和親人,而苟且偷生呢!」所幸,黃資最終沒有染疫[2]。

　　兄妹之間的救助。如宣德十年(1435)逝世的中書舍人宋原亮,家居時,其妹一家人染上瘟疫,無人上門探視。宋原亮拋棄顧慮,在其家歇宿,為生者調治醫藥,為死者殯殮埋葬,不敢懈怠[3]。

　　兄弟之間救助。如洪武年間,有位江西人叫張震。某年其鄉大疫,其兄張宗益染疫病危,其家人也都病倒在床。這時,有傳言說這家人的屋裡有怪叫聲,疑有鬼神作怪,其親友子弟都不敢照料,張震不顧傳言和染疫的危險,獨自前去。有人來勸張震避險,張震說:「這是我的兄弟,要是我棄他而去的話,就是有鬼神存在,也會因為我離棄兄弟而嫁禍於我,讓我死亡。」後來張宗益不幸死去,張震就幫忙辦理喪事,並直到其

1　(明)王世貞:《弇州四部稿·續稿》卷一百十一〈廣東高州府知府致仕進階中憲大夫東山徐公墓誌銘〉,影印文淵閣《四庫全書》,第1283冊,集部,第569頁。
2　(明)顧清:《東江家藏集》卷三十〈尚德處士黃君墓誌銘〉,影印文淵閣《四庫全書》,第1261冊,集部,第714頁。
3　(明)楊榮:《文敏集》卷二十四〈明封徵仕郎中書舍人宋原亮墓誌銘〉,影印文淵閣《四庫全書》,第1240冊,集部,第375頁。

家人都痊癒才離去[1];正德四年(1509)辭世的一位南直隸人,名叫王齊玉,其弟曾經染疫,家人「舉室潛逃」躲避瘟疫。唯有哥哥王齊玉朝夕照料。有人勸他避疫,他說:「弟弟是我同胞,我怎麼能離開呢?」親自煮藥治療其弟。後弟死,又為其葬。弟弟的子女還很幼小,王齊玉也照顧有加[2]。

　　姑侄之間的救助。如永樂十三年(1415)進士宋琰,家居鄉里時,以勇於行義聞名。某次瘟疫大作,其姑家受感染的人很嚴重,親朋好友、鄉人都遠遠避開,無上門探望者。宋琰說:「若此,嚌類絕矣,患難不恤,何以親為!」於是親自歇宿其家,調治湯藥,以全活生者。死者,則出地葬之。時稱,「鄉閭為之感化」[3];永樂至正統之間的名臣楊士奇,早年弱冠之時,其姑家全家染疫,平時的親戚朋友都無人上門。楊士奇說:「姑姑可是與我父親同胞的親人啊,怎麼能不管不顧呢?」於是至其家,照料了約半個月,灑掃門戶,調治湯粥[4]。

　　成化至隆慶年間人陸氏,其夫曾任刑科給事中。陸氏未出嫁時,嫁給張氏的祖姑回陸家省親,結果疫情發作。幸虧陸氏

1　(明)王直:《抑庵文集‧後集》卷二十八〈張宗震行狀〉,影印文淵閣《四庫全書》,第1242冊,集部,第141頁。
2　(明)林文俊:《方齋存稿》卷八〈明贈文林郎莆田縣知縣坦庵王公暨配孺人黃氏墓誌銘〉,影印文淵閣《四庫全書》,第1271冊,集部,第822頁。
3　(明)焦竑:《玉堂叢語》卷一〈行誼〉,《四庫存目叢書》,第243冊,子部,第7頁。
4　(明)焦竑:《國朝獻徵錄》卷十二〈東里先生小傳〉,吳湘湘主編《中國史學叢書》,臺北:臺灣學生書局印行,1984年12月再版,第402頁。

「日為侯視扶掖」，才得以痊癒[1]。

　　叔侄之間的救助。如明初有位儒士，名叫吳嗣麟（孔昭），其季父之子名叫吳孔性。一次吳孔性家人幾乎都染上瘟疫，病情非常嚴重，遠近親友都絕跡。唯獨吳嗣麟親自上門，朝夕照顧[2]；與王世貞同時，有個叫何次的人，其叔伯染上瘟疫，幾乎死亡，多虧了何次親自照顧才得以康復[3]；萬曆時人魏繼川，一次其叔父染疫，親戚族黨都相互告誡不要輕易靠近，魏繼川卻冒著染病的危險，小心照料，使叔父得以康復[4]。

　　同族之間的救助。如永樂年間進士張宗璉，其父名張彥忱。當其同宗族的人家舉家染疫時，向來關係親密的親友都躲避。張彥忱親自準備湯粥，每天看望三四次，連夜裡也加以照料。眾人都阻止他，怕染上瘟疫。張彥忱解釋：「我做我的好事，哪裡在乎什麼鬼神的侵害呢？連道路旁邊的樹木都能庇護人的陰涼，人與人之間卻不能互相照顧了嗎？」[5]；正統二年

---

[1] （明）王世貞：《弇州四部稿》卷九十二，影印文淵閣《四庫全書》，第1280冊，集部，第488頁。

[2] （明）梁潛：《泊庵集》卷十一〈故竹亭先生吳孔昭墓誌銘〉，影印文淵閣《四庫全書》，第1237冊，集部，第374頁。

[3] （明）王世貞：《弇州四部稿‧續稿》卷一百二十六〈孝廉何次公墓表〉，影印文淵閣《四庫全書》，第1283冊，集部，第762頁。

[4] （明）高攀龍：《高子遺書》卷十一〈魏繼川先生墓表〉，影印文淵閣《四庫全書》，第1292冊，集部，第664頁。

[5] （明）楊士奇：《東里集‧續集》卷三十一〈贈承德郎左春坊左中允張君墓表〉，影印文淵閣《四庫全書》，第1239冊，集部，第64頁。

（1437），吉水有一位周處士逝世。在其生前，有族人戴用礎一家曾經染疫，鄉里都怕傳染，無人上門照料。唯獨這位周處士，早晚上門親自省視，並讓僕人為病逝的戴妻如禮棺斂[1]。

　　正德十一年（1516）逝世的江西人劉述倫，其家殷富好義。其族人中有一「房孫」叫劉鑾卿，曾全家染疫，連續死亡多人，親戚都不敢前去探望。劉述倫把劉鑾卿接到家裡，照料約半月才基本上康復。後又視如己出，撫養成人，直到能自立門戶為止[2]。同族關係算是親屬關係中比較疏遠的部分，但同族成員的救助力量也不可忽視。

　　其他的記載。如正德年間，有一杞縣縣令姓楊，其妻王氏以賢惠稱道。一次，家人幾乎都染疫，王氏「坐臥寢傍，視湯藥不少離」，悉心照料家人疾病，家人最終痊癒，連素來挑剔的繼母都感到滿意[3]；生於成化十三年（1477）的明人錢木，曾經因事入獄，後年才歸家。回家時，家人都染疫，幸虧錢木大力張羅才得以度過難關[4]；嘉靖年間，名臣楊繼盛未中進士時，曾與兩位侄子在一佛寺居留。正當夏季，「天行瘟疫，主

1　（明）楊士奇：《東里集・續集》卷三十四〈周處士墓誌銘〉，影印文淵閣《四庫全書》，第 1239 冊，集部，第 118 頁。
2　（明）羅欽順：《整庵存稿》卷十三〈旌義冠帶介軒劉君墓誌銘〉，影印文淵閣《四庫全書》，第 1261 冊，集部，第 177 頁。
3　（明）顧清：《東江家藏集》卷四十二〈楊孺人王氏墓誌銘〉，影印文淵閣《四庫全書》，第 1261 冊，集部，第 872 頁。
4　（明）邵寶：《容春堂集・續集》卷十六〈錢府君近仁墓誌銘〉，影印文淵閣《四庫全書》，第 1258 冊，集部，第 691 頁。

僧病倒,同捨生即亡去」。楊繼盛之兄帶信來說「如相染毋家歸也」。楊繼盛先遣侄子回家,自己「親供飲食,遍求醫藥,夜則同寢」,二十日後得病的主僧才得以痊癒。可能之前被派遣回家的兩位侄子也染疫,把病傳染給了楊繼盛之兄。楊繼盛又照料其兄,「不解衣而事者月餘」,其兄才得以痊癒。誰知此時,楊繼盛之妻又病倒,「無一人近」,也是靠楊繼盛親自「調養之數日而愈」。在與多名染疫者接觸中,唯獨楊繼盛幸運無病[1]。在這三個例子中,王氏、錢木、楊繼盛的積極活動至關重要,其家人才得以痊癒。

嘉靖年間,南京行人司左司副唐志,謝官家居於南直隸松江府,當時該府爆發重大瘟疫。疫情最先在黃浦之南爆發,結果迅速「轉徙他地,雖遠無能免者」,因此唐志一家人幾乎都染上瘟疫,有三位親人因無藥可救而死,自己也是在家人百般照顧下才死裡逃生[2]。

非親屬篇:基情四射的友人互助

除親屬社會關係之外,非親屬中的同年、同鄉、鄰里、朋友、同伴、同僚、主客等社會關係,在疫災救助中也是不可忽視的重要力量。

---

1 (明)楊繼盛:《楊忠愍集》卷三〈自著年譜〉,影印文淵閣《四庫全書》,第 1278 冊,集部,第 663 頁。
2 (明)焦竑:《國朝獻徵錄》卷八十一〈南京行人司左司副唐公志大墓誌銘〉,吳湘湘主編《中國史學叢書》,臺北:臺灣學生書局印行,1984 年 12 月再版,第 3449 頁。

同年之間的救助。如明初,有一人名叫郭紹。其同年黃以禮因為染疫,郭紹與之同行,就細心照料,給以醫藥。後黃以禮病死,郭紹又為其殯殮,並將其棺材送回老家得以安葬[1]。

　　同學之間的救助。如大約成化年間,有一湖廣人,名叫何正,曾在國子監當生員。何正與李文穎、韓廷器平日較友善,後來京師大疫,韓、李二人都臥病在床。多虧何正每日悉心照料,侍候湯藥,韓廷器才得以康復。而李文穎不幸身亡,何正又買棺材為之殯殮守喪。韓廷器也被何正的情誼感動,兩家結為姻親[2]。

　　朋友之間的救助。如明英宗年間,曾任南京刑部主事的伊溥,有一姓浦的朋友,全家染疫,親友都絕跡。伊溥卻去探望數次,朋友之情勝過親戚之情[3];成化年間,有一江西人名叫羅富。羅富少時與樓浩、梁信是好友。梁信一家染上瘟疫,其親友都躲避,唯獨羅富前去,照料其家人約有半月,並為死去的七人殯殮掩埋。樓浩死時,家中也是瘟疫橫行,也是靠羅富為其家辦理喪事,並為其十歲的孤女安排婚事[4];萬曆時人周

1　(明)林俊:《見素集》卷十七〈明進中順大夫致左長史事抱獨郭先生墓誌銘〉,影印文淵閣《四庫全書》,第1257冊,集部,第175頁。
2　(明)顧清:《東江家藏集》卷三十〈故涿州知州何公墓誌銘〉,影印文淵閣《四庫全書》,第1261冊,集部,第703頁。
3　(明)祝允明:《懷星堂集》卷十七〈封刑部主事伊公傳〉,影印文淵閣《四庫全書》,第1260冊,集部,第600頁。
4　(明)羅玘:《圭峰集》卷十六〈樵隱先生羅君墓誌銘〉,影印文淵閣《四庫全書》,第1259冊,集部,第216頁。

暉,曾經記載南京一事。有方宗顯和景暘伯二人,共同在某處「習舉子業」,情同手足。後景暘伯以登第命為中允,而方宗顯淪為布衣。二人一同赴京,到真州時,景暘伯不幸染疫而亡。於是好友方宗顯親自為其棺斂,悲痛之情超過手足之情,此事被其鄉人視為盛事,也被士人以為美談[1]。

　　同伴之間的救助。如永樂年間,有一富民叫陸禮,曾被舉薦到政府機構,與他共同領命的還有一位姓華的人。結果華某中途染疫,與他同行的人都躲避。只有陸禮親自照料患者,煮粥煮藥。後華某病死,陸禮為他準備棺斂,並送信給其家人,才使死者歸家[2];嘉靖年間人陳紹,曾任廣東韶州府知府,早年參加科舉考試不幸下第。其舍友染上瘟疫病危,陳紹沒有急於回家,也沒有因為科舉失意而擾亂心情,而單獨留下,細心照料病者,直到其痊癒[3]。

　　洪武年間,宋濂的一位學生叫祝金。其父祝彥方與臨安府知府郁斌都被連坐,貶到鳳陽去做苦工,祝金於是頂替父親做工。第二年瘟疫大作,死者累累,而郁斌病重,身邊卻沒有親

1　(明)周暉:《金陵瑣事》卷一〈微之交情〉,《四庫禁毀書叢刊補編》,第37冊,第639頁。
2　(明)楊士奇:《東里集・續集》卷三十三〈陸守道墓表〉,影印文淵閣《四庫全書》,第1238－1239冊,集部,第102頁。
3　(明)焦竑:《國朝獻徵錄》卷一百〈廣東韶州府知府陳公紹墓表〉,吳湘湘主編《中國史學叢書》,臺北:臺灣學生書局印行,1984年12月再版,第4465頁。

人託付身後事，祝金就將郁斌的遺骨歸還其家[1]。

　　同僚之間的救助。如萬曆五年（1577）進士江東之，曾任行人一職。當時刑部郎中舒邦儒一家得瘟疫死，只剩一個一歲的孤兒。其他人都不敢去死者家探視，唯獨江東之為其家助葬，並撫養孤兒成人，使得舒家有後[2]。

　　主客之間的救助。如永樂至正統之間，名臣楊士奇曾經出遊，客居江夏，在一戶陳姓人家當塾師。當時陳家瘟疫大作，陳家幾乎人人染疫。與楊士奇熟識的人都勸他趕緊離開，楊士奇卻不顧個人安危，在陳家幫忙，直到其家人痊癒[3]；正德四年（1509）逝世的一位信陽衛指揮同知，姓袁。袁同知曾經雇傭人做工，而傭者染疫，親近者都不敢探視，袁同知卻親自到其床前給予醫藥和飲食[4]；嘉靖時名臣楊繼盛，少年時為生員，曾經在僧舍讀書。一次，該寺主僧染上瘟疫，一同讀書的生員都逃離，唯獨楊繼盛留下來，照料病僧，煮食送藥[5]。

　　鄰居之間的救助。如明初，有一人名叫莫轅。鄰居有一

1　（明）焦竑：《國朝獻徵錄》卷八十三〈江浦教諭祝先生金墓表〉，吳湘湘主編《中國史學叢書》，臺北：臺灣學生書局印行，1984 年 12 月再版，第 3543 頁。
2　（清）張廷玉：《明史》卷二百三十六〈江東之傳〉，第 6147 頁。
3　（明）焦竑：《國朝獻徵錄》卷十二〈東里先生小傳〉，吳湘湘主編《中國史學叢書》，臺北：臺灣學生書局印行，1984 年 12 月再版，第 402 頁。
4　（明）何景明：《大復集》卷三十六〈懷遠將軍信陽衛指揮同知袁公合葬墓誌銘〉，影印文淵閣《四庫全書》，第 1267 冊，集部，第 331 頁。
5　（明）何喬遠：《名山藏》卷七十七〈楊繼盛傳〉，《續修四庫全書》，第 427 冊，史部，第 270 頁。

戶馬姓人家,全家染疫而死,只剩下一個幼子存活。其他人害怕染疫上身,不敢收留。莫轅就收養小孩,並撫養其成人[1];明代前期,有個叫蕭旺的人,是廣東惠州人。鄰居徐姓一家曾染疫,死者十幾口,其他人都紛紛出外躲避。該家人的祖母年老且有疾病,腿腳不便移動,有至親從其門口經過,因怕傳染也不願上前照顧。蕭旺朝夕照顧這位老人,煮粥以待。後老人病死,又為其殯殮[2];明初大約正統之前,有位叫李揆的人,行醫鄉里。某年鄉里大疫,有一戶劉氏大姓,全家染病。親友鄰居害怕傳染,無人敢探視,連醫生都不願意到患者家裡。李揆得知後大為感慨:「大家都是同鄉人,患難相恤才是好義的行為,怎麼能夠坐視死亡呢?」於是親自帶上藥物,和一位老僕人主動到其家歇宿,早晚細心照料。過了幾天,就治療好病情最重的人。李揆還勸說其親友鄰居來照料劉家。一個月後,所有患疫的人都康復,李揆這才回家,所有鄉人都稱道其義行[3]。

鄰居或鄰里、鄉里之間的說法,含義一致,都是地緣關係。為了便於分析,特析出此條。

同鄉之間的救助。如洪武年間,孫貞任南京國子監博士。

---

1. (明)吳寬:《家藏集》卷五十八〈莫處士傳〉,影印文淵閣《四庫全書》,第1255冊,集部,第544頁。
2. (明)丘濬:《重編瓊台稿》卷二十〈學拙先生傳〉,影印文淵閣《四庫全書》,第1248冊,集部,第410頁。
3. (明)楊榮:《文敏集》卷二十四〈故盤洲李處士墓誌銘〉,影印文淵閣《四庫全書》,第1240冊,集部,第381頁。

有位叫楊伯震的長蘆鹽運副使是其同鄉，當時因罪出獄，正好染上瘟疫，面無人色，病情非常嚴重。楊伯震被抬到了孫貞家門，想要在孫貞家暫居。孫貞的鄰居怕被傳染，於是唆使孫貞的家人拒絕楊伯震。楊伯震無奈，只得露宿在某祠堂下，非常淒慘。孫貞回家得知了這個消息，感嘆道：「人各有命，生死難道只是因為疾病的傳染嗎？」連忙請人將楊伯震抬回家，最終因照料得當得以痊癒[1]；景泰至正德年間，有一南直隸人姓劉，字希福，名已不可考。劉希福早年曾客居徐州，與他同住的人有一同鄉名叫葉蕙，不巧染上瘟疫，同屋的人都趕緊避開，幸虧劉希福細心照料，「治藥省視，久不倦」，葉蕙才得以康復[2]；正德六年（1511）的進士范輅，廣西柳州府桂陽縣人，其鄉友許愷在旅途中得瘟疫而死，范輅親自為其殯殮，料理後事[3]。以上這些例子，都是異地同鄉之間的救助。

　　鄉里之間的救助。如洪武年間，靖江府有位羅紀善，鄉里曾有染疫者，大家都躲避，而羅紀善不避瘟疫上門照顧，所幸沒有染疫[4]；景泰年間，無錫縣南爆發瘟疫，病倒者很多，有

1　（明）焦竑：《國朝獻徵錄》卷七十三〈國子監博士孫貞傳〉，吳湘湘主編《中國史學叢書》，臺北：臺灣學生書局印行，1984年12月再版，第3166頁。
2　（明）祝允明：《懷星堂集》卷十八〈劉介翁墓誌銘〉，影印文淵閣《四庫全書》，第1260冊，集部，第626頁。
3　（明）焦竑：《國朝獻徵錄》卷九十〈福建左布政使質庵范公輅墓誌銘〉，吳湘湘主編《中國史學叢書》，臺北：臺灣學生書局印行，1984年12月再版，第3909頁。
4　（明）楊士奇：《東里集‧續集》卷十一〈靖江府紀善羅君墓表〉，影印文淵閣《四庫全書》，第1239冊，集部，第62頁。

第五章　明朝的時代力量

一華姓儒生，因身懷醫術免費施藥，痊癒者上百人[1]；正統六年（1441）辭世的工部屯田郎中余汝弼，早年家居時，鄉里曾大疫，不少患者無親友願意照顧，余汝弼就煮粥一家一家送去，有死者就為之掩埋[2]。

　　正統十年（1445）病逝的劉髦，是江西吉安府永新縣的鄉紳，好義鄉里。某年，附近各縣的丁夫在萬羊山採木，從永新經過，當時飢疫死者很多，劉髦就帶家人掩埋了百餘具屍體，沿途三十里[3]；成化六年（1470）逝世的一位南京人，名叫羅衡，以好義聞名。其鄉里曾數次發生大疫，羅衡多次不避危險，前去救助，據記載「賴以全活者凡若干人」[4]；弘治年間，有一浙江人李文，是某地生員。其鄉曾爆發大疫，不少人家連至親都不願照料病者。李文素有好義之名，於是買藥出米，療治病者「全活頗眾」[5]；正德六年（1511）進士，福建莆田人林文俊，曾經為一鄒姓老人七十大壽作序。該序文記載：鄒姓老人鄰居有戶湯姓人家，曾經染疫。當地民俗都顧忌

1　（明）羅玘：《圭峰集》卷十四〈華母李氏孺人墓誌銘〉，影印文淵閣《四庫全書》，第 1259 冊，集部，第 180 頁。
2　（明）王直：《抑庵文集》卷九〈工部屯田郎中余君墓誌〉，影印文淵閣《四庫全書》，第 1241 冊，集部，第 198 頁。
3　（明）王直：《抑庵文集・後集》卷二十七〈封編修劉公墓表〉，影印文淵閣《四庫全書》，第 1241－1242 冊，集部，第 102 頁。
4　（明）岳正：《類博稿》卷十〈明故樂閒先生羅公墓表〉，影印文淵閣《四庫全書》，第 1246 冊，集部，第 451 頁。
5　（明）陸深：《儼山集》卷六十七〈李先生墓誌銘〉，影印文淵閣《四庫全書》，第 1268 冊，子部，第 432 頁。

傳染，無人照料湯氏家人。鄒翁好義，數次前去探視。後湯母病死，鄒翁又買棺材為之殯殮[1]；嘉靖七年（1528）進士林信，在登第前，有里人嚴氏一家染上瘟疫，親友無人探視，多虧了林信早晚照料，才得以全活。鄉里之間的救助，在明代史料中還有很多記載，不勝枚舉，這裡只列出幾條。

第二節　明代平民的救助手段

一、如果你得瘟疫，你的鄰居會救你嗎？

在明代疫災救助中，民間力量救助主要能分為八種手段，這種劃分也體現了救助水準的差別。

有照顧醫藥者。如永樂年間南昌處士吳孔昭，照顧宗族中人，樂善好施。有一次，其從弟吳孔性全家染上瘟疫，無親友過問，唯獨吳孔昭「日數過饋藥餌，病已乃罷」[2]；宣德年間，明朝宗室靈丘王朱遜烇雖然「為人驕佻」，但「聰敏多能，精通醫道，歲疫施藥活病，遇井投之」，鄉民都很感激[3]；成化年間，明朝宗室代府榮順王，在當地連年瘟疫流行，死者眾多的情況下，「遣醫載藥遍詣鄉村治之，給至三萬餘貼；遇井亦投

1　（明）林文俊：《方齋存稿》卷六〈壽質軒鄒公序〉，影印文淵閣《四庫全書》，第1271冊，集部，第787頁。
2　（明）楊士奇：《東里集‧續集》卷三十五〈吳處士墓誌銘〉，影印文淵閣《四庫全書》，第1238－1239冊，集部，第126頁。
3　（清）張廷玉：《明史》卷一百十〈諸王二‧太祖諸子二〉，第3584頁。

以避瘟等丹，使飲水者不染患，全活者難以數計」[1]；嘉靖年間，明人葛昕的家族在當地樂善好施。一年瘟疫流行，「民病頭瘟」，該家族就「構方合藥，令醫生李鳴金等分投療治境內，所得蘇活甚眾」[2]。

有照顧醫藥、飲食者。如永樂至正統之間的名臣楊士奇，早年弱冠之時，其姑家全家染疫，親友無人上門探視。楊士奇說：「姑姑可是與我父親同胞的親人啊，怎麼能不管不顧呢？」於是至其家，照料了約半月，灑掃門戶，調治湯粥[3]。

弘治年間，有一浙江人李文，是某地生員。其鄉曾爆發大疫，不少人家連至親都不願照料病者。李文素有好義之名，於是買藥出米，療治病者「全活頗眾」[4]；嘉靖時名臣楊繼盛，少年時為生員，曾經在僧舍讀書來。一次，該寺主僧染上瘟疫，一同讀書的生員都逃離，唯獨楊繼盛留下。多虧楊繼盛「親供飲食，遍求醫藥，夜則同寢」，二十日後，得病的主僧才得以痊癒[5]；成化至隆慶年間人陸氏，其夫曾任刑科給事中。陸氏

1　（明）焦竑：《國朝獻徵錄》卷一〈大明靈丘榮順王墓誌銘〉，吳湘湘主編《中國史學叢書》，臺北：臺灣學生書局印行，1984年12月再版，第99頁。
2　（明）葛昕：《集玉山房稿》卷五〈翰林院檢討亡弟仲明行述〉，影印文淵閣《四庫全書》，第1296冊，集部，第454頁。
3　（明）焦竑：《國朝獻徵錄》卷十二〈東里先生小傳〉，吳湘湘主編《中國史學叢書》，臺北：臺灣學生書局印行，1984年12月再版，第402頁。
4　（明）陸深：《儼山集》卷六十七〈李先生墓誌銘〉，影印文淵閣《四庫全書》，第1268冊，子部，第432頁。
5　（明）楊繼盛：《楊忠愍集》卷三〈自著年譜〉，影印文淵閣《四庫全書》，第1278冊，集部，第663頁。

未出嫁時,有位嫁給張氏的祖姑回陸家省親,結果疫情發作,幸虧陸氏「日為候視扶掖」才得以痊癒[1]。

有助葬者。如永樂至景泰年間人鄭沂,浙江衢州府常山縣人,有鄉人名叫王乙,遭遇瘟疫,暴屍而死,連至親都不敢靠近掩埋。鄭沂卻準備了棺木掩埋死者,比親友還盡心[2];正德六年(1511)的進士范輅,是廣西柳州府桂陽縣人,其鄉友許愷在旅途中得瘟疫而死,范輅親自為其殯殮,料理後事[3];明人王世貞曾經記載一個姓鄒的回陽道人,某年當地爆發瘟疫,出資購買棺木幫助「不成斂者」,還掩埋了馬氏三個女兒的「暴骨」,並為文祭之[4]。

有扶助孤幼者。如明初有一人名叫莫轅,其鄰居有一戶馬姓人家,全家染疫而死,只剩下一個幼子存活。其他人害怕染疫上身,不敢收留,莫轅就收養這個小孩,並撫養其成人[5]。

---

1 (明)王世貞:《弇州四部稿》卷九十二,影印文淵閣《四庫全書》,第1283冊,集部,第319頁。
2 (明)李賢:《古穰集》卷十五〈贈文林郎江西道監察御史鄭君墓表〉,影印文淵閣《四庫全書》,第1244冊,集部,第645頁。
3 (明)焦竑:《國朝獻徵錄》卷九十〈福建左布政使賈庵范公輅墓誌銘〉,吳湘湘主編《中國史學叢書》,臺北:臺灣學生書局印行,1984年12月再版,第390頁。
4 (明)王世貞:《弇州四部稿·續稿》卷七十四〈回陽道人傳〉,影印文淵閣《四庫全書》,第1283冊,集部,第93頁。
5 (明)吳寬:《家藏集》卷五十八〈莫處士傳〉,影印文淵閣《四庫全書》,第1255冊,集部,第544頁。

有照顧醫藥、飲食、助葬者。如明代前期,有個人叫蕭旺,廣東惠州人。其鄰居徐姓一家曾染疫,死者就有十幾口,其他人紛紛躲避。該家祖母年老有疾,腿腳不便移動,至親從其門口經過因怕傳染,也不願上前照顧。蕭旺朝夕照顧這位老人,煮粥以待。後老人病死,又為其殯殮[1];正統六年(1441)辭世的工部屯田郎中余汝弼,早年家居時,鄉里曾大疫,不少患者無親友願意照顧,余汝弼就煮粥一家一家送去,死者就為之掩埋[2];正德六年(1511)進士,福建莆田人林文俊,曾經為一鄒姓老人七十大壽作序。該序文中記載:鄒姓老人鄰居有戶姓湯的人家曾經染疫。當地民俗都顧忌傳染,無人照料湯氏家人。鄒翁好義,數次前去探視。後湯母病死,鄒翁又買棺材為之殯殮[3]。

有照顧醫藥、飲食、扶助孤幼者。如正德十一年(1516)逝世的江西人劉述倫,其家殷富好義。其族人中有一「房孫」叫劉鑾卿,曾全家染疫,連續死亡多人,親戚都不敢前去探望。劉述倫將劉鑾卿接到家裡,照料了約半月才基本上康復。後又視如己出,撫養成人,一直到能自立門戶[4]。

---

1 (明)丘濬:《重編瓊台稿》卷二十〈學拙先生傳〉,影印文淵閣《四庫全書》,第 1248 冊,集部,第 410 頁。
2 (明)王直:《抑庵文集》卷九〈工部屯田郎中余君墓誌〉,影印文淵閣《四庫全書》,第 1241 — 1242 冊,集部,第 198 頁。
3 (明)林文俊:《方齋存稿》卷六〈壽賈軒鄒公序〉,影印文淵閣《四庫全書》,第 1271 冊,集部,第 787 頁。
4 (明)羅欽順:《整庵存稿》卷十三〈旌義冠帶介軒劉君墓誌銘〉,影印文淵閣《四庫全書》,第 1261 冊,集部,第 177 頁。

嘉靖年間，罷官家居的尚寶司少卿李先芳，在鄉里發生瘟疫的時候「施藥而療者四百五十人，貧不能收所施轊而掩者幾六十人，他所助喪贖罪優恤孤嫠調護故人子弟尤不可勝紀，郡人至今稱焉」[1]。

有助葬、扶助孤幼者。如萬曆五年（1577）進士江東之，曾任行人一職。當時刑部郎中舒邦儒一家得瘟疫而死，只剩下一個一歲的孤兒。其他人都不敢到死者家探視，唯獨江東之為其家助葬，並撫養孤兒成人，使舒家有後[2]。

有照顧醫藥、飲食、助葬、扶助孤幼者。如於正德四年（1509）辭世的一位南直隸人，名叫王齊玉。其弟曾經染疫，家人「舉室潛逃」躲避瘟疫。唯有哥哥的王齊玉朝夕照料。有人勸他躲避瘟疫，他說：「弟弟是我同胞啊，我怎麼能離開呢？」親自煮藥治療。後弟死，又為其助葬。當時，弟弟的子女還很幼小，王齊玉也照顧有加[3]；成化年間，有一江西人名叫羅富。羅富少時與樓浩、梁信是好友。梁信一家染上瘟疫，其親友都躲避，唯獨羅富照料其家人約半月，並為死去的七人殯殮和掩埋。樓浩死時，家中也是瘟疫橫行，也是靠羅富為其

---

1. （明）焦竑：《國朝獻徵錄》卷七十七〈尚寶司少卿北山李公先芳墓誌銘〉，吳湘湘主編《中國史學叢書》，臺北：臺灣學生書局印行，1984年12月再版，第3262頁。
2. （清）張廷玉：《明史》卷二百三十六〈江東之傳〉，第6147頁。
3. （明）林文俊：《方齋存稿》卷八〈明贈文林郎莆田縣知縣坦庵王公暨配孺人黃氏墓誌銘〉，影印文淵閣《四庫全書》，第1271冊，集部，第822頁。

第五章　明朝的時代力量

家辦理喪事,並為其十歲的孤女安排婚事[1]。

二、順手捐物資型 vs. 好人做到底型

綜上可知,民間的救助手段主要有:照顧醫藥(施藥)、照顧飲食(施粥)、募捐資金和糧食、助葬(掩埋疫死者屍骨、給予簡單的棺木或葬具、創建義冢)、收養遺孤、人力的支持、積極參與政府救助等方面。

照顧醫藥或者免費施與醫藥,是染疫之人最為迫切的需求。無論疫災嚴重與否,這都是民間救助最首要的一面。照顧飲食較照顧醫藥更為周到,主要是針對染疫之家大多病倒,連正常飲食活動都無法自理的情況。助葬,是在大疫之年,死者累累,災情最為嚴重時不可缺少的內容。疫死之家,或無人力辦理喪事,或無財力辦理喪事,或出門在外疫死無人埋葬。民間救助中為疫死者助葬的四種細微差異就是:草草掩埋死者、施與棺木葬具、送還死者遺體、捐創義冢。顯然,草草掩埋死者是救助水準最低的情形,施與棺木葬具、送還死者遺體、捐創義冢是更高水準的救助形式。出現這種差異,主要與疫死之人的處境、救助者的財力和救助意願等因素有關。扶助孤幼,一般是在染疫之家支柱成員疫死,其遺留的子女年齡幼小,或未成人,或未完婚,孤苦無助情形下的救助方式。

災民能否能得到有效民間力量的救助,也與自身所處社會

---

1 (明)羅玘:《圭峰集》卷十六〈樵隱先生羅君墓誌銘〉,影印文淵閣《四庫全書》,第 1259 冊,集部,第 216 頁。

關係等密切相關。若在疫災發生時,其親屬和非親屬等社會關係中的慈善者越多,災民就越容易得到及時和有效救助。

　　民間力量救助手段的施與,往往因災情的嚴重程度不同而有差異。災情較輕,一般只有單一的照顧醫藥、飲食;災情嚴重時,則多種手段綜合採用。當然,救助手段的施與或救助水準的高下,還與民間救助者本人的意願、經濟實力和政府官員的動員技巧等因素相關。無論親屬社會關係的民間救助者或非親屬社會關係的民間救助者、無論富人階層或窮人階層,都可能會根據災情不同,單一或混合多種救助手段幫助染疫的災民,可見,疫災中的民間救助,並不只是富人的專利。

第三節　明代的富豪力量

一、有錢人出手,就知有沒有

　　民間救助雖然不只是富人的專利,但不可輕易否認該階層的重要性。富人階層由於經濟實力強大,根據災情和救助意願(「好義之心」),有時比窮人階層的救助水準和範圍略勝一籌。尤其在非親屬血緣社會關係的鄉里或鄰里、同族救助與參與政府的救助中,常成為民間救助的支柱力量。富人因為能得到「好義聞名」、「樂善好施」、「有先祖遺風」、「殷富好義」的褒揚,積極參與民間救助,而在得到社會輿論的讚揚後,往往更熱心於慈善活動,成為一種良性循環。

富人對鄉里救助得力的例證。如成化年間,明朝宗室代府榮順王,在當地連年瘟疫流行、死者眾多的情況下,「遣醫載藥遍詣鄉村治之,給至三萬餘貼;遇井亦投以避瘟等丹,使飲水者不染患,全活者難以數計」[1];嘉靖年間,湖廣洞庭湖畔有一位叫翁參的商人,好游俠,長期在外經商,資財豐厚。鄉里曾發生兩次大疫,翁參都參與了社會救助。第一次大疫,翁參「買地郭外為叢冢以葬死者」,並標明了死者的身分記號,以便其親人尋認。

　　第二次大疫,翁參又在某處祠廟捐財施藥,並特請名醫前來,因此「全活甚眾」。地方守令都以他為難得的賢才,地方生員則將他的善行報告御史,朝廷特地旌表他的住所,並賜以冠帶[2];正德至萬曆年間,捐財得官的千戶馬應禎,揚州如皋人,在鄉里大疫時,曾經「捐閒田十餘畝為澤園以瘞」死者[3];正德四年(1509),南直隸廣德府建平縣爆發瘟疫,當地一個叫潘時英的人目擊災情,「寢食不安」,不但「設粥以飼餓者,施藥以療病者,多所全活」,並且出資創立一處義冢,該義冢位於城北,占田六畝。為了鼓勵掩埋屍體,潘時英曰:「有能負一屍以埋者與穀若干,就食之徒爭相負入壙而埋之,不下

---

1. (明)焦竑:《國朝獻徵錄》卷一〈大明靈丘榮順王墓誌銘〉,吳湘湘主編《中國史學叢書》,臺北:臺灣學生書局印行,1984年12月再版,第99頁。
2. (明)王世貞:《弇州四部稿・續稿》卷九十二〈處士春山翁君暨配吳姥合葬墓誌銘〉,影印文淵閣《四庫全書》,第1283冊,集部,第321頁。
3. (明)孫繼皋:《宗伯集》卷八〈例劄授千戶心田馬公暨配許夫人合葬墓誌銘〉,影印文淵閣《四庫全書》,第1291冊,集部,第468頁。

數千人,又具酒食以時祀之。於是死有歸、生有養,一舉而兩得。」後來為了保證義冢長存,還在義冢旁立上石碑以垂永久。巡按御史劉某以禮獎勸,並立碑於按治所,以紀其事[1]。

　　明朝宗室榮順王能施藥「給至三萬餘貼」;商人翁參能「買地郭外為叢冢以葬死者」,並請名醫;捐財得官的千戶馬應禎能「捐閒田十餘畝為澤園」;富民潘時英能出資創立義冢,並獎勵助葬者。在這四個例子中,富民在民間救助中能擴大受助者的範圍,或提高救助的水準,其作用不可小視。

二、當有錢人遇到政府

　　富人對政府救助支持的例證。如景泰五年(1454),常熟大飢且大疫。當時的巡撫等官員「募民納粟」,並加以旌表。一位叫王蒸的平民就曾捐出「五百斛穀」,並表示不需要朝廷旌表,再三推辭不下才接受[2];天順元年(1457),進士劉璋曾任山東參政。某年山東出現了「道殣相望,熏蒸成大疫」的災情。劉璋的同僚五人中就有三人染疫而死。劉璋無所畏懼,到疫區第一線,走遍鄉戶。還動員富民募捐物資,施藥於民,並掩埋疫死之人的屍骨。在劉璋的努力下,達到了「民全活為多」[3];成化十八年(1482),淮揚一帶大疫,死者枕籍。平江

1　(明)夏尚樸:《東巖集》卷三〈郎川潘氏義冢記〉,影印文淵閣《四庫全書》,第1271冊,集部,第29頁。

2　(明)鄭文康:《平橋稿》卷十四〈愚直翁墓誌銘〉,影印文淵閣《四庫全書》,第1246冊,集部,第636頁。

3　(明)焦竑:《國朝獻徵錄》卷之五十〈榮祿大夫太子少保工部尚書劉公璋

伯陳銳召集富人，募捐到幾千兩白銀，並用這些錢買藥請醫，派遣醫生到各個疫情嚴重的地區診視病人，並免費施藥，還「日給米一升以資糜粥」。救助活動持續了兩月有餘，挽救了不少的災民[1]；明代中期人李香，曾任都水主事管理徐州的漕運水利。當時荒疫頻仍、人將相食，李香勸諭富民周潭人等出糧煮粥，賑濟飢民。又措置銀兩，購買藥物投入衙門前的井中，令染疫者取食。對死而無歸的災民，又措置空地來掩埋屍骨，並立碑刻名，以便其親人尋找[2]。

在以上這四個例子中，明代地方官員劉璋、陳銳、李香積極遊說富人募捐，富民王蒸、周潭人等人出錢出糧不少，對疫災的救助發揮了十分關鍵的作用。

富民借糧給政府者，如景泰五年（1454），蘇、松發生大飢和大疫，出現了「死者枕籍、貧民牽扶入城市乞食，旦人而夕鬼」的慘象。任知縣者找不到賑濟的方法，稱病卸任。鄭侯新任崑山知縣，發現當地的濟農倉、預備倉等專用救助倉庫嚴重缺糧，就向富戶借貸了數千斛糧食，將災民聚集在僧寺道觀，每日給粥兩次，並請已致仕的良醫葛明仲主掌醫藥等事，

神道碑〉，吳湘湘主編《中國史學叢書》，臺北：臺灣學生書局印行，1984年12月再版，第2093頁。
1 （明）焦竑：《國朝獻徵錄》卷之九〈平江伯陳銳傳〉，吳湘湘主編《中國史學叢書》，臺北：臺灣學生書局印行，1984年12月再版，第295頁。
2 （明）焦竑：《國朝獻徵錄》卷之六十八〈大理寺卿李公香行狀〉，吳湘湘主編《中國史學叢書》，臺北：臺灣學生書局印行，1984年12月再版，第2972頁。

才得以渡過難關[1]。

　　向富民借貸糧食，也稱為「勸借」，是籌措賑災資金的一法。雖然借貸後政府還要原額或大部分償還債主，但富民的借貸有助於緩解政府和社會之急。明代各級地方官員，對民間慈善力量的動員是否有效，往往取決於主持賑濟官員的積極程度，是否用「旌表」等方式鼓勵行善之人，甚至是否對富民「曉以利害」，帶有威脅性質等因素。

第四節　救人一命，是福還是禍？

一、哥捐的不是錢，是義氣

　　救助者獲益的一面，主要表現在救助者常受到道德讚揚，使其精神頗感慰藉，請參見最後一章。

二、在鬼門關上走一回

　　在疫災中，民間救助者有得有失。救助者不但有獲益的一面，也有受損的一面，這主要是指救助者常因染疫而死。

　　遺棄染疫者，是疫災時常見的社會選擇。被遺棄者孤苦無助，往往只剩下等死的淒慘處境。因此民間救助的善行，在疫

1　（明）鄭文康：《平橋稿》卷十六〈崑山知縣鄭侯行狀〉，影印文淵閣《四庫全書》，第 1246 冊，集部，第 656 頁。

第五章　明朝的時代力量

災時就顯得彌足珍貴，較一般的水旱災害中的慈善行為倍感難得，然而因與染疫者接觸而死亡的例子比比皆是。

如洪武十七年（1384），江西永新發生瘟疫。一人名顧常，其母最先染疫。顧常衣不解帶，小心料理醫藥，藥必親嘗，並祈神保佑。不久，顧常也不幸染上瘟疫，竟然死亡[1]。

正德年間，有南直隸徽州府歙縣人曹深，時任南京兵部車駕司主事。其同鄉汪以正在南京國子監就學，不幸染疫，其鄉人都不肯探視。唯獨曹深到其居所，親自調治湯藥，一同起居了半月左右。汪以正自覺病重，病危之際擔心其唯一的女兒婚事沒有著落。曹深慨然表示，願意聘其女兒為自家媳婦。汪以正死後，曹深實踐了自己的諾言。但幾個月後，曹深也不幸染疫而死，原因可能就是被汪以正傳染了瘟疫[2]。

正德十六年（1521）逝世的明人何景明，有一姪女名叫何渭。某年夏，當地發生大疫。何渭家的婢女染疫，眾人都不敢探視，唯獨何渭近前送水照料。家人都勸阻她不要與婢女接觸。後這位婢女痊癒，何渭卻染疫身亡。

嘉靖年間，北直隸河間府故城縣瘟疫大作。曾任陝西按察司僉事的楊時周家居所在的獐鹿北村疫情尤為嚴重。楊時周一

---

1 （明）龔敩：《鵝湖集》卷六〈故武略將軍守御永新千戶顧大常墓誌銘〉，四庫全書珍本，二集第 353 冊，子部。
2 （明）焦竑：《國朝獻徵錄》卷四十三〈南京兵部車駕清吏司主事歙縣曹公深墓誌銘〉，吳湘湘主編《中國史學叢書》，臺北：臺灣學生書局印行，1984 年 12 月再版，第 1809 頁。

家除了他自己外,全都染疫,家人的照料主要靠他一人周旋。後兩月,楊時周也不幸染疫,病情時好時壞,幾個月後還是因瘟疫身亡[1]。

　　顧常、曹深、何渭、楊時周四人之死,就是因為在民間救助時接觸染疫者而被傳染致死的典型事例。救助者放棄救助,似乎也是減少更多社會成員死亡的一種理性和無奈的選擇,瘟疫對明代社會危害的殘酷性,也因此更加的明顯。因此,在看待疫災中民間救助者的得與失時,不應忽視其兩面性。

---

[1] (明)孫緒:《沙溪集》卷七〈亡友陝西按察司僉事楊君師文墓誌銘〉,影印文淵閣《四庫全書》,第1264冊,集部,第557頁。

大明也確診 皇朝的封城日記

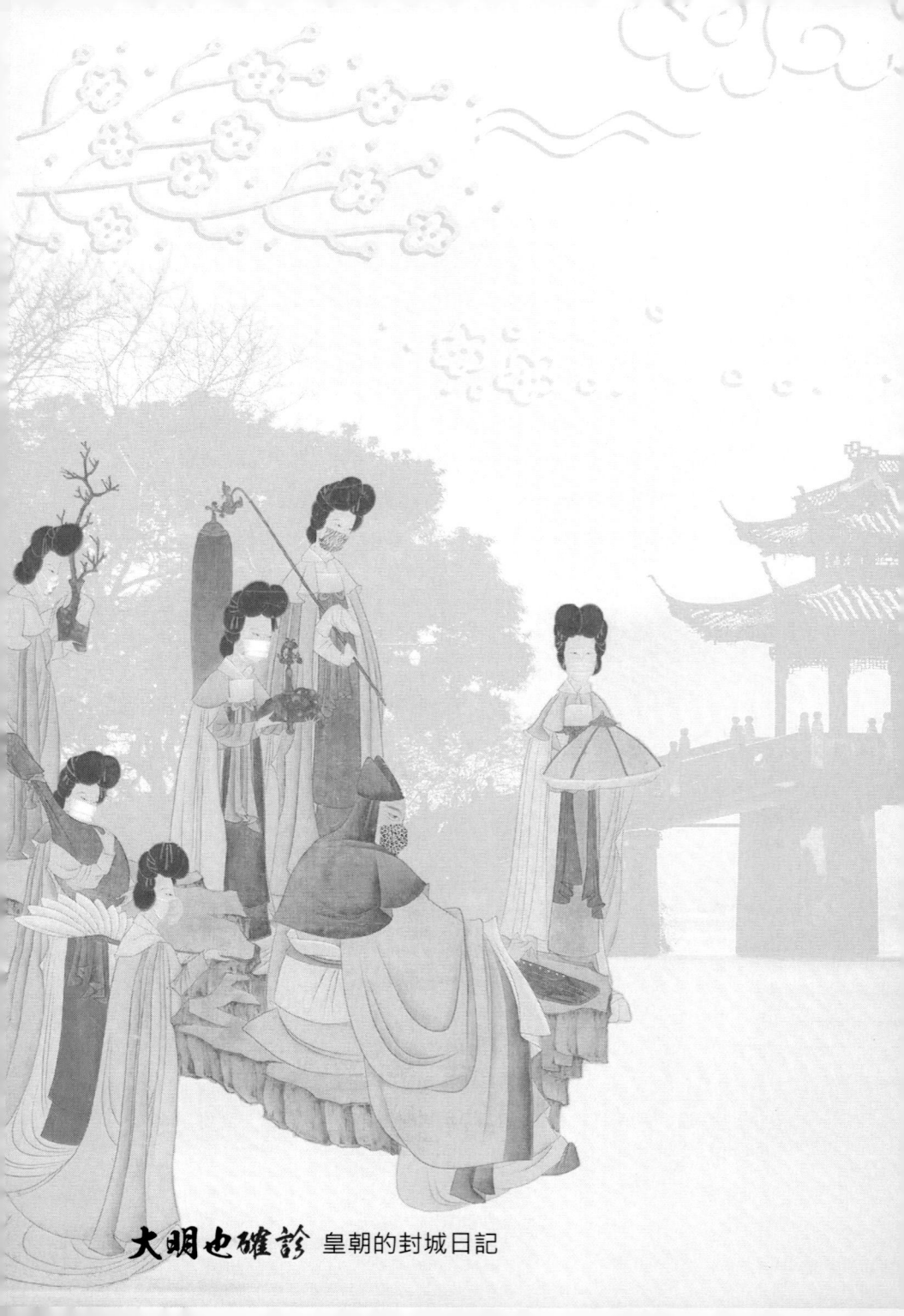

第六章　明代醫生甘苦談

第一節　明代醫生的防疫日常

在疫災中，醫者群體的表現非常活躍，本書從三個視角解讀不同情形下，明代疫災中的醫者心態與角色，對醫者心態與角色的解讀，有助於豐富明代疾疫史的研究。

一、哪個時代都有庸醫

在明代的官方和民間記載中，能妙手回春的醫者不少。

染疫之家，能否康復，很多取決於醫者是否精通醫道。在大疫之年，妙手回春的醫者常能挽救大量民眾的生命。如永樂至正統間人薛銘，世居明州，擔任地方醫官。當地靠海，「疫厲時作」，常派醫生去各地治療，推廣有效的藥方，因此「蘇活甚眾」。明人岳正稱讚他「投藥愈病以意而施，皆獲奇應」[1]。

弘治年間，湖廣某地大飢且疫情流行。湖廣某梁姓巡撫為了控制疫情，曾經物色一位名叫羅菊泉的名醫參與救濟。羅菊泉「施藥、給粥，存活甚多」[2]。在嘉靖年間，明人葛昕的家族在當地樂善好施。有一年瘟疫流行，「民病頭瘟」，該家族就「構方合藥，令醫生李鳴金等分投療治境內，所得蘇活

1　（明）岳正：《類博稿》卷九〈明故鈍庵先生墓誌銘〉，影印文淵閣《四庫全書》，第 1246 冊，集部，第 435 頁。
2　（明）林俊：《見素集》卷二十〈明贈戶部主事羅菊泉墓表〉，影印文淵閣《四庫全書》，第 1257 冊，集部，第 224 頁。

甚眾」[1];明人孫繼皋記載,大約生活於嘉靖末年至隆慶年間的劉承宗,早年學醫,據說由於「穎慧善悟」,在某年「大浸疫,立起人阽危,而諸老醫遜避以為不及」[2]。劉承宗對症下藥,能「立起人阽危」,作為年輕的醫者,年老的同行都自愧弗如,實在是難得;嘉靖至萬曆年間的福建道監察御史湯鐘壽家居時,鄉里大疫,他親自利用自己的醫學知識,「一一調劑之,數百指有起色,人謂疫無定衡者,於先生不然」[3]。薛銘、羅菊泉、李鳴金、湯鐘壽等人醫術高明,所以能治病救人,「活人無數」。高明的醫者,因為挽救大量疫災中的病者,往往能獲得很高的社會評價。

如洪武初年殷奎,南直隸蘇州府昆山縣人,一年秋季,其鄉里爆發瘟疫,該病的主要症狀就是「腹痢之疫」,尤其是幼兒易染此病,嚴重到「十戶而八九」的人家死者相繼。殷奎之子染疫之後,病情非常危險,好幾次都處於生死邊緣,多虧了有個許姓醫生醫術高明,才得以痊癒。殷奎為此,還特意稱讚醫生「參陰陽之運,贊造化之功,肉朽骨,生死魄。其效可使父不戚子、兄不戚弟、老不戚少,有蕃祉眉壽之樂,而無剉瘥

---

1 (明)葛昕:《集玉山房稿》卷五〈翰林院檢討亡弟仲明行述〉,影印文淵閣《四庫全書》,第1296冊,集部,第454頁。
2 (明)孫繼皋:《宗伯集》卷八〈敕封文林郎福建泉州府惠安縣知縣加按察司僉事服色培橘劉公暨配何孺人合葬墓誌銘〉,影印文淵閣《四庫全書》,第1291冊,集部,第464頁。
3 (明)鄒元標:《願學集》卷六〈明純孝篤學封文林郎福建道監察御史簡庵湯先生墓表〉,影印文淵閣《四庫全書》,第1294冊,集部,第263頁。

第六章　明代醫生甘苦談

夭昏之憂者。其德於世何如也[1]！」患者之父殷奎對這位許姓醫生的感激，可謂溢於言表；嘉靖至萬曆年間的金大雅，嘉定之羅溪里人。先當生員，後從醫，「歲嘗大祲，人多病疫，凡所治輒效，名播遠邇，爭奉贄幣來迎。由郡邑而上至撫按重臣聞君名無不願見者」[2]。金大雅的醫術，使自己的名氣、收入和社會地位都大幅提升。

在疫災面前，無論是明代的官方或民間的醫者，無力回天者也不少。明人吳遵所著《初仕錄》中〈崇本・處僚屬〉一文，就告誡初仕的官員要重視任所的醫學和惠民藥局的建設。應該督責醫學中的官方醫生精通脈理，每日派人輪守惠民藥局，才能確保「天災流行或禁囚瘟疫，不致庸醫誤傷人命也」。庸醫的史料記載比較少，但由此條可推斷，當時的庸醫也很常見。

有的例子，是由於醫者醫術不精所導致。如嘉靖九年（1530），明人羅洪先路過儀真時，舟中大疫。羅洪先的母親和妻子都病情急劇，請來的「眾醫噴噴謝去」，表示無能為力。只有一位據說「儀真當江淮要津自縉紳至商賈，鮮弗知翁名者」的名醫殷昶，堅持用藥治療，後數月染病者才得以痊癒。後羅洪先也病重，而且相當嚴重，「病不粒食者七十餘日，家人欲治後事」。殷昶認為可以救活，說「脈可生，何為此不祥語」，

---

1 （明）殷奎：《強齋集》卷二〈贈醫師許君仲方序〉，影印文淵閣《四庫全書》，第1232冊，集部，第399頁。
2 （明）婁堅：《學古緒言》卷十〈金伯醇墓誌銘〉，影印文淵閣《四庫全書》，第1295冊，集部，第131頁。

並堅持診療判斷,「他醫欲更藥,翁亦不聽,比百日又愈」[1]。若非遇到殷昶這樣的名醫,羅洪先一家恐怕早已經病亡。

再看兩個例子。萬曆七年(1579),欽差正使戶科左給事中蕭崇業、副使行人謝杰奉命敕封琉球國王尚永。二人曾記載,之前出海的船隻,之所以未發生疫情,就在於「聞前使二舟,則艙闊人稀,可免疫痢之患」。而他們出使,卻只有一條船。雖然使船上還特意配備一名叫何繼熙的醫生,目的就是「備藥物、防疾疫」,專為數百人治療疾病,但「艙止二十有四,除官府飲食、器用所占,計三十人共處一艙;恐炎蒸抑鬱,則疫痢者多,雖盧醫弗能療矣。」後來,天氣炎熱潮濕,「逾旬不至,天氣頗炎。船面雖可乘風,艙口亦多受濕;染疫痢者十之三四,竟不起者七人」。如果不是謝杰採用「於船面搭矮涼棚,使艙居者更番上坐以乘風」的方法來疏散人群,還會使得染疫者增多[2];明初人蕭正,曾任貴州安莊衛知事。該衛所在一處叫作白水山的地方,設有一處兵堡。每年駐守該堡的士兵都因「染疾疫十七八」,甚至「醫莫能療」。蕭正設法遷移該堡,改築在沒有疾疫的地方,才避免了更多傷亡[3]。

在這兩個例子中,醫者對疫病的無能,可能既受當地醫者

---

1 (明)羅洪先:《念庵文集》卷十六〈明故市隱殷君墓誌銘〉,影印文淵閣《四庫全書》,第 1275 冊,集部,第 352 頁。
2 (明)蕭崇業,謝杰:《使琉球錄》卷上〈附錄・用人〉,《續修四庫全書》,第 742 冊,史部,第 568 頁。
3 (明)金幼孜:《金文靖集》卷九〈禮部郎中蕭公伯辰墓誌銘〉,影印文淵閣《四庫全書》,第 1240 冊,集部,第 831 頁。

醫術不精制約,也與當時中醫的整體水準難以有效治療某些特殊疾病有關。由於環境複雜,醫者也不是萬能的。

二、活命跟救人的人生選擇題

除開明代官方免費的醫療救濟外,民間醫者中的尚義行善者不少,可分為兩種:

第一種,是自我行善的醫者。他們常單一使用或綜合使用免費施藥、施粥、施與棺木葬具等方式。如洪武初,陳謨曾為鍾實可撰寫墓誌銘,稱讚鍾實可「潛心於醫」、「遇疾不以貧富,與成藥不責其償,大疾疫則躬視而治療之,貧者並遺之薪米」。陳謨大力稱讚鍾實可「尚義賤利,茹強躋弱,忘生捐軀,急人之憂,眾圉我觝,樂於齟齬,此漢士之所以為俠也。凡若此者夫豈尋常庸醫師所及哉」;[1] 宣德年間,明朝宗室靈丘王朱遜烇雖然「為人驕侈」,但「聰敏多能,精通醫道,歲疫施藥活病,遇井投之」,鄉民都很感激[2];景泰年間,無錫縣南爆發瘟疫,病倒者很多。有一華姓儒生,利用業餘醫術免費施藥,痊癒者上百人[3];成化年間,廣東瓊州府臨高縣醫學訓科邱源,在瘟疫爆發的年份,曾經出私財「施棺數百具,人謂其

---

1 (明)陳謨:《海桑集》卷九〈書鍾實可墓誌後〉,影印文淵閣《四庫全書》,第1232冊,集部,第685頁。
2 (清)張廷玉:《明史》卷一百十七〈諸王二・太祖諸子二〉,第3584頁。
3 (明)羅玘:《圭峰集》卷二十二〈紀異〉,影印文淵閣《四庫全書》,第1259冊,集部,第297頁。

有先祖遺風」[1]。

　　醫者主動去患者家中援助，也是一種情形。如永樂元年（1403）至天順元年（1457）間人周宗本，胥門周家瀼一帶人，以學治瘍之術為主。其一友人曾患「滯下疾」，無錢治療，「苦貧甘死牖下」。周宗本聽說後感嘆道：「若我友也，我可坐視而弗之拯哉！」於是「不待其招，袖藥往」，其友人因此得以痊癒。其「姻家」一趙姓之人疫死，家人也相染者半，雖至親知己莫敢往，多虧周宗本「旦暮周視調劑」，眾人才得以痊癒。明人鄭文康還稱讚這位尚義高明的醫者，成為當地受歡迎的醫生，所謂「郡之窶者、儒業者疾，眾莫能療者，咸樂趨焉」[2]；王羽，字時舉，世居海上而以醫名家。嘉靖三十四年（1555）某月，「倭犯嘉定又大疫，兄日未出即出診視，人疫侵染以死圍城中」[3]。王羽沒有迴避自己的責任，可謂是盡了醫者的職業道德，自己卻死於大疫中。

　　第二種，是參與其他慈善力量中的醫者，像貴族和致仕官員雇醫救災。如成化年間，明朝宗室代府榮順王，在當地連年瘟疫流行、死者眾多的情況下，「遣醫載藥遍詣鄉村治之，給至三萬餘貼；遇井亦投以避瘟等丹，使飲水者不染患，全活者

1　（明）丘濬：《重編瓊台藁》卷二十三〈先兄臨高縣醫學訓科公壙志〉，影印文淵閣《四庫全書》，第1248冊，集部，第481頁。

2　（明）鄭文康：《平橋槀》卷十二〈周宗本墓誌銘〉，影印文淵閣《四庫全書》，第1246冊，集部，第624頁。

3　（明）歸有光：《震川集》，卷二十〈王君時舉墓誌銘〉，影印文淵閣《四庫全書》，第1289冊，集部，第309頁。

第六章　明代醫生甘苦談　　163

難以數計」[1]；弘治六年（1493）進士，曾任南京光祿寺卿的王紹，家居時大疫。王紹「捐俸輸粟顧醫」，使「存活者十之七」[2]。

平民身分的民間慈善者，也常雇醫救人。如元末明初人「處士」韓性，浙江寧波府鄞縣人，在鄉里以樂善好義聞名。某年鄉里發生大疫，鄉人都相互告誡，不要去染上瘟疫的人家裡。而韓性則帶上醫生去治療患者，甚至將患者抬到自己家裡治療，直到痊癒後才打發回家。對自己的慈善行為，韓性沒有表露出驕傲之態，不求回報，鄉人都稱其為長者[3]。

嘉靖年間，明人葛昕的家族樂善好施。有一年，瘟疫流行，「民病頭瘟」，於是該家族就「構方合藥，令醫生李鳴金等分投療治境內，所得蘇活甚眾」[4]；嘉靖年間，湖廣洞庭湖畔有一位叫翁參的處士，好游俠，長期在外經商，資財豐厚。鄉里曾發生兩次大疫，翁參都參與了社會救助。第一次大疫，翁參「買地郭外為叢冢以葬死者」，並且標明了死者的身分記號，以便其親人尋認。第二次大疫，翁參又在某處祠廟捐財施藥，

---

1 （明）焦竑：《國朝獻徵錄》卷一〈大明靈丘榮順王墓誌銘〉，吳湘湘主編《中國史學叢書》，臺北：臺灣學生書局印行，1984年12月再版，第39頁。
2 （明）焦竑：《國朝獻徵錄》卷之七十一〈南京光祿寺卿王紹傳〉，吳湘湘主編《中國史學叢書》，臺北：臺灣學生書局印行，1984年12月再版，第3086頁。
3 （明）貝瓊：《清江文集》卷三十〈故韓處士碣銘〉，影印文淵閣《四庫全書》，第1228冊，集部，第496頁。
4 （明）葛昕：《集玉山房稿》卷五〈翰林院檢討亡弟仲明行述〉，影印文淵閣《四庫全書》，第1296冊，集部，第454頁。

並特請名醫前來，因此「全活甚眾」。地方守令都以他為難得的賢才，地方生員將他的善行報告御史，朝廷特地旌表他的住所，並賜以冠帶[1]。尚義行善的醫者，往往同時也是妙手回春的高明醫者，在疫災救濟中發揮了重要作用，而且能得到比只以醫術聞名、而不尚義行善者更高的道德好評。

與尚義行善相反，也曾出現冷漠無情的醫者，如前文提到的一段史料：明初，大約正統之前，有位叫李揆的人，行醫鄉里。某年，其鄉里大疫，有一戶劉氏大姓，全家染病。親友鄰居害怕傳染，無人敢探視，連醫生都不願意去患者家裡。只有這位李揆醫生大發感慨：「大家都是同鄉人，患難相恤才是好義的行為，怎麼能夠坐視死亡呢？」於是親自帶上藥物，和一位老僕人主動到其家歇宿，早晚細心照料。過了幾天，就治癒了病最重的人，李揆還勸說其親友鄰居來照料劉家。過了一個月左右，所有患疫的人都康復了，李揆這才歸家，鄉人都稱道其義行[2]。

多數醫生都不願意去劉氏家中，似乎缺少職業道德，冰冷無情。導致醫者冷漠無情的因素很多，比如無助人之心、缺乏職業道德等。但疫情過於凶險或醫術不精，可能是其中最重要的因素。醫者本以治病救人為業，一般不會拒絕參與醫療活

---

1 （明）王世貞：《弇州四部稿・續稿》卷九十二〈處士春山翁君暨配吳姥合葬志銘〉，影印文淵閣《四庫全書》，第1283冊，集部，第321頁。
2 （明）楊榮：《文敏集》卷二十四〈故盤洲李處士墓誌銘〉，影印文淵閣《四庫全書》，第1240冊，集部，第381頁。

動，可謂疫情凶險，迫使醫術不精的醫者不得不做出如此無奈的選擇。

三、醫術高手在民間

前面更多論述民間的醫者，簡稱「民醫」；此處專論官方的醫者，簡稱「官醫」。

民醫，有職業民醫，如所謂「醫戶」[1]；也有兼職的業餘民醫，如很多儒生、官員或貴族學習醫術。民醫一部分集中在各城市，更大部分則分散在各地鄉村。民醫分布在最基層，方便就診和給藥，不用長途跋涉，因此是民眾在疫災中首選的對象。民醫的活動，已經大致散見於前三個部分，在此從略。

而官醫都是職業醫生，其中部分成員來源於醫戶。太醫院、醫學與惠民藥局，是明朝官方醫療體系中最主要的構成，官醫也大多源自此。從明代的方志記載來看，官醫主要分布在各布政司府、州、縣和都司衛所或軍隊中。

明王朝在中央的兩京設有太醫院。該機構設院使一人，正五品；院判二人，正六品；其屬有御醫四人，正八品，後增至十八人；隆慶五年（1571）定為十人。太醫院管轄生藥庫、惠民藥局，各設大使一人，副使一人[2]，在各地設有醫學和惠民藥局，這兩個機構控制了地方疫情。醫學可以培養醫務人員，

1　（清）張廷玉：《明史》卷七十七〈食貨一〉第 1878 頁記載：「凡戶三等：曰民，曰軍，曰匠。民有儒，有醫，有陰陽。」
2　（清）張廷玉：《明史》卷七十四〈職官三〉，第 1812 頁。

惠民藥局則更常免費施藥或者低價賣藥。

醫學先設置於布政司府、州、縣系統，後推廣到都司衛所系統。府醫學，設正科一人，從九品；州醫學，設典科一人；縣醫學，設訓科一人，設官不給祿[1]。各地的惠民藥局、府設提領、州縣設官醫，「凡軍民之貧病者，給之醫藥」。惠民藥局中的醫務人員，似乎多來自各地的醫學。另外，邊關衛所和人多之處，還各設醫生、醫士或醫官，都由太醫院試遣和考察、升降[2]。明代兩京的太醫院，人員、資金與藥物儲備一向充足，但各地不少的醫學和惠民藥局，長期形同虛設，一些行政區甚至沒有這兩種機構。醫學和惠民藥局的虛設，使官方的藥材儲備大打折扣，不能滿足預防和控制疫情的要求，因此，明朝很重視醫學和惠民藥局的創設和整頓。

太醫院在兩京的疫災中，發揮了重要的救治作用。如嘉靖三十三年（1554）四月，北京大疫，出現了「死亡塞道」的情形。因此，明世宗命令太醫院施藥治療，戶部發米五千石煮粥賑濟，官方掩埋無人收拾的屍骨，不使屍骨「暴露天地間以瀆廷試」[3]；萬曆十五年（1587）五月，北京瘟疫流行。明神宗特命挑選太醫院中的精幹醫生，分撥到北京的五城免費診視和給藥[4]。明神宗敕諭禮部：「朕聞近日京城內外災疫盛行，小民

1　（清）張廷玉：《明史》卷七十五〈職官四〉，第 1853 頁。
2　（清）張廷玉：《明史》卷七十四〈職官三〉，第 1813 頁。
3　（明）何喬遠：《名山藏》卷之二十六〈世宗肅皇帝五〉，《續修四庫全書》，第 426 冊，史部，第 122 頁。
4　《明神宗實錄》卷一八六，萬曆十五年五月丁酉條，第 3479 頁。

無錢可備醫藥,爾部便行太醫院精選醫官人等,多發藥料分投診視施給,以稱朕救民疾苦之意,仍照嘉靖年間例,每家量給與銀錢一次[1]。」中央的太醫院甚至派員支持各地方的疫情賑濟。

當然,這樣的記載比較少。如天順元年(1457)九月,宣府右參將都指揮僉事張林上奏,萬全左等衛城堡並緣邊官軍,「近年多遘疫疾,乞遣醫者攜所宜藥療之」,明英宗「命太醫院擇一人以往滿一年更之」[2]。

明朝官方在各地方的醫療救濟活動,在疫災時非常活躍。官方醫療救濟活動的方式主要是施藥,或與其他救濟手段相配合。如永樂四年(1406),進士魏源曾任陝西巡撫。某年西安大疫,民間「比屋不能興」。魏源不但督促當地官員多買藥物,還尋求良醫到各地救災,因此「全活者甚多」[3];正統十四年(1449)中進士的一位王姓官員,在總督淮揚漕運兼巡撫該地時,為了應對水災和疫情,開倉放官糧,並動員富人捐糧賑濟,專門設立「病坊」,安置染上疾病無家可歸者,並選擇四十餘位高明的醫生專門照料病者,據稱「活垂死之民餘二百萬」,遇到死者,或給其子孫棺木自行安葬,或命人隨處掩埋[4];成化十八年(1482),平江伯陳銳在淮揚一帶總督漕

---

1 《明神宗實錄》卷一八六,萬曆十五年五月丙申條,第 3475 頁。
2 《明英宗實錄》卷二八二,天順元年九月乙丑條,第 6051 頁。
3 (明)李時勉:《古廉文集》卷九〈刑部尚書魏公傳〉,影印文淵閣《四庫全書》,第 1242 冊,集部,第 809 頁。
4 (明)柯潛:《竹岩集·補遺·送兵部尚書王公還河州序》,影印文淵閣《四

運時,當地大疫,死者枕籍。陳銳召集富人,募捐到幾千兩白銀,並用這些錢買藥請醫,派遣醫生到各個疫情嚴重的地區診視病人,並免費施藥,還「日給米一升以資糜粥」,共計千餘石,因此「所活甚眾」,救濟活動持續了兩月有餘,挽救了不少的災民[1];進士楊璲,正德二年(1507)任廬州知府,在任時當地大疫,楊璲於是「請禱」,並且「遍給醫藥活之」[2]。

明代湖廣某梁姓巡撫為了控制疫情,曾經物色一位名叫羅菊泉的名醫參與救濟。羅菊泉「施藥、給粥,存活甚多」[3]。

魏源、陳銳等官員派遣的官醫,在疫災救濟時,往往富於計劃,組織有力,根據災區的需要,集中調撥醫者醫療支援,使醫療資源的臨時配置更加合理。民醫也常受雇於官方,如上段所述,在疫災中各地方官員所譴、所選醫者中,來自民間被臨時雇用者不少,再加上官醫以免費救濟為主,可以幫助更多貧苦無告之人,因此,官醫在明代疫災的控制上發揮了與民醫不同的作用。可以說,正是由於明代民醫與官醫在疫情中的共同活躍,有助於減輕災情,成為明代醫療救助不可缺少的重要

庫全書》,第 1246 冊,集部,第 514 頁。
1. (明)李東陽:《懷麓堂集》卷八十六〈明故太傅兼太子太傅平江伯陳公墓誌銘〉,影印文淵閣《四庫全書》,第 1250 冊,集部,第 908 頁。
2. (明)焦竑:《國朝獻徵錄》卷之一百二〈雲南參政楊公鐸傳〉,吳湘湘主編《中國史學叢書》,臺北:臺灣學生書局印行,1984 年 12 月再版,第 4570 頁。
3. (明)林俊:《見素集》卷二十〈明贈戶部主事羅菊泉墓表〉,影印文淵閣《四庫全書》,第 1257 冊,集部,第 224 頁。

組成。

從醫者高明與否、醫者的尚義與冷漠、民醫與官醫三個角度的分析解讀,我們對明代疫災中,醫者的心態與角色已有基本的了解,若更進一步發掘明代的史料,尤其是文集、筆記小說和方志,一定還能有更加豐富的認識。

第二節 那些你不知道明代醫書

一、只知道《本草綱目》就太嫩了

與明代瘟疫等傳染病治療相關的醫書,僅僅在《四庫全書總目提要》中就有不少記載,其中有綜合探討預防、治療瘟疫的藥理、藥方和藥物的書。《四庫全書總目提要》卷一百四〈子部十四〉中有:明戴原禮撰《推求師意》兩卷中,就講了溫病和一些傳染病的治療;明徐用誠撰《玉機微義》,五十卷,其中卷三《傷風門》、卷五《滯下門》、卷四十六《霍亂門》、卷七《瘧門》、卷十四《寒門》、卷五十《小兒門》等部分,對明代傳染病的防治有詳盡的論述;明薛己撰《薛氏醫案》,七十八卷;明汪機撰《外科理例》七卷和《附方》一卷;明陳桷編《石山醫案》三卷和《附案》一卷;明江瓘編《名醫類案》,十二卷;明孫一奎撰《赤水元珠》,三十卷;明王肯堂撰《證治準繩》,一百二十卷;明繆希雍撰《先醒齋廣筆記》,四卷;明張介賓編《景岳全書》,六十四卷;明盧之頤撰《痎瘧論疏》

一卷。在《四庫全書總目提要》卷一百五《子部十五‧醫家類存目》中還有：明周文採編《醫方選要》，十卷；明劉宇編《安老懷幼書》，四卷；明萬表編《萬氏家抄濟世良方》，六卷；明張時徹編《急救良方》，二卷；明陳仕賢編《經驗良方》，十一卷；明董炳撰《避水集驗要方》，四卷；明李中梓撰《刪補頤生微論》，四卷；明孫泰來、孫明來同編《孫氏醫案》，五卷；明吳勉學編《河間六書》，二十七卷。

尤為值得重視的是，還出現了專論某類傳染病的著作。論述瘟疫的著作，如明吳有性撰《瘟疫論》二卷、《補遺》一卷；論述痘疫的，如明徐謙撰《仁端錄》，十六卷，專講治痘之法，體系極為成熟。在《四庫全書總目提要》卷一百五《子部十五‧醫家類存目》中還有：明汪機撰《痘證理辨》一卷、《附方》一卷；論述傷寒的，如明方有執撰《傷寒論條辨》八卷、附《本草鈔》一卷、《或問》一卷、《痙書》一卷；還有明劉純撰《傷寒治例》一卷。

專門探討藥方和藥物的。如明李時珍撰《本草綱目》五十二卷，可謂集本草之大成，對治療瘟疫的藥物、藥方有最為詳盡的記載；明繆希雍撰《神農本草經疏》三十卷；明盧之頤撰《本草乘雅半偈》十卷；還有明蔣儀撰《藥鏡》四卷。

其他在《四庫全書總目提要》中，論述針灸、脈理、病理等的書還不包括在內。另外，如《千頃堂書目》卷十四，也有很多明代醫書，還包括《明史‧藝文志》等書目類文獻中，可

第六章　明代醫生甘苦談

以想見其記載之豐富。

二、讓我來調個偏方，專治你媚外的內傷

明代的醫學界，運用中醫的陰陽五行學說、臟腑學說、經絡學說和腧穴學說，解釋包括傳染病在類的各種病症，並採用內服方劑和藥丸、藥物外治、刺灸、推拿按摩等法治療。可以說，明代醫學界對傳染病的治療，有著豐富的藥理、藥方、藥物的經驗積累和創造，只須翻閱上述部分明代醫書，就可窺見一斑。

明代醫學界對傷寒、霍亂、痢疾、瘧疾、天花（痘疫）、麻疹等傳染病的防治，都有一定的控制能力；但瘟疫橫行時，卻常常發生局部地區數千人、數萬人，甚至數十萬人的死亡。從貧窮的民眾，到有錢有勢的大量貴族、官員都無法逃脫疫病的威脅。因此可以斷定，明代的醫療技術，由於各地醫學水準的差異或中醫實踐的局限，還難以有效控制。而且，針對疫癘的醫學防治效果，還取決於多重因素綜合作用的結果，如：中醫藥理論和方法對哪些傳染病奏效、對患者的救治是否及時、醫生個人醫術的高下，能否對症下藥、患者自身的免疫能力、氣候的變化，如溫度、濕度之類、致病微生物的活躍程度等因素。在當時醫療條件下，還不可能徹底消滅很多今天已經可以有效控制的強烈傳染病。強烈傳染病的防治，最好的醫學方法就是結合中西醫，才能將疾病的威脅降到最低。

第六章　明代醫生甘苦談

大明也確診 皇朝的封城日記

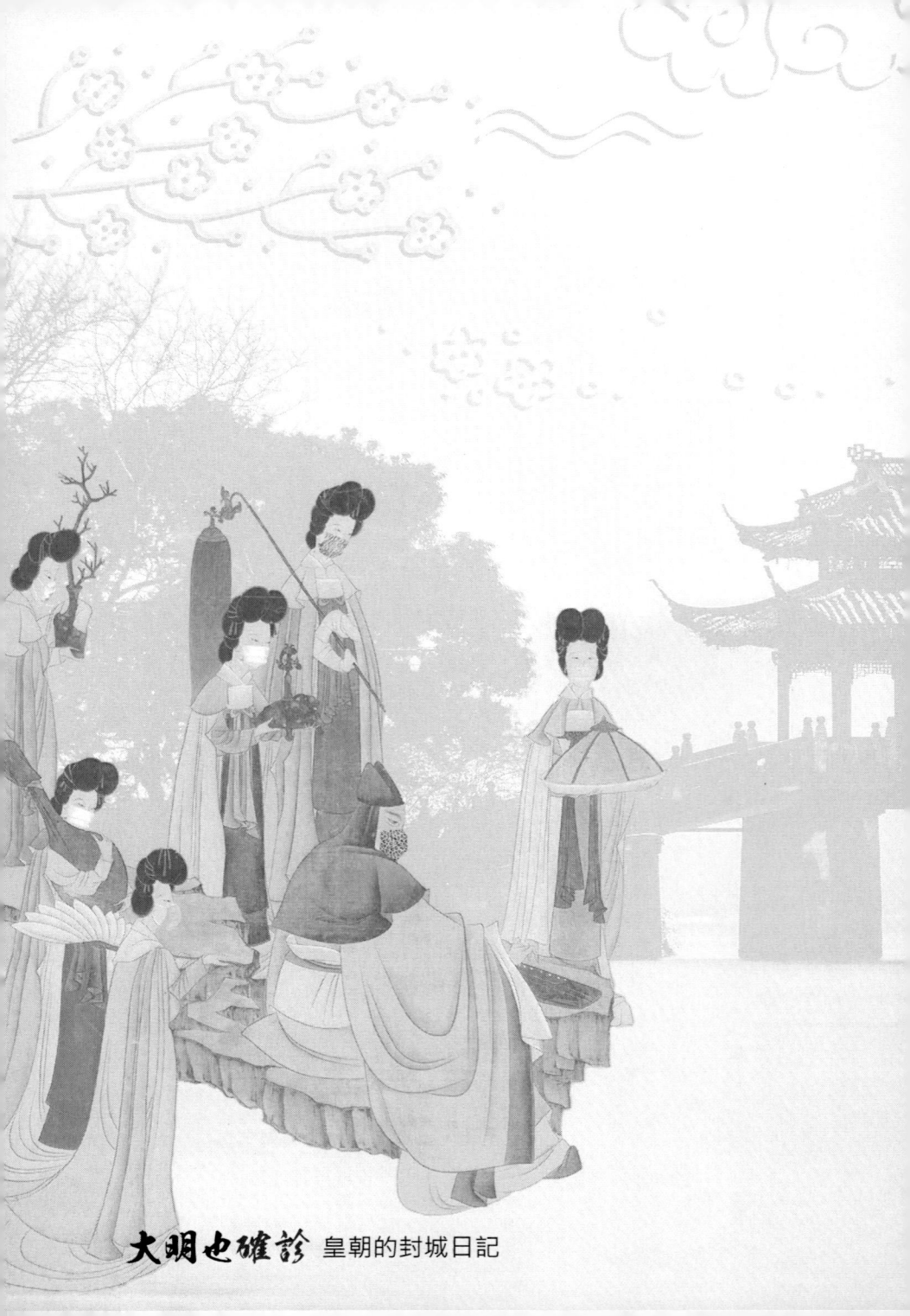

第七章　明朝人的瘟疫日記

　　大疫成為明代社會的危害，並帶來社會變遷。本章力圖解讀大疫中的明代社會變遷。這些變遷包括：社會人口變遷、社會經濟變遷、社會政治變遷和社會心態變遷。大疫中染疫者的社會關係變遷，本可作為社會變遷的一種，但由於撰寫的需要，將此部分併入了社會心態變遷中。

第一節　瘟疫人口學

人口變遷，主要是指人口損失和人口流動變遷。

一、一不小心就滅族

在此，先談大疫與人口損失變遷的關係。明代大疫使家庭成員大量死亡的例子，更為生動殘酷。如曾列殿試一甲第三的四川人楊實，中舉不久，其鄉大疫。其祖父「三溪翁」和祖母劉氏都因此死亡[1]；成化二十二年（1486），明人羅欽順的家鄉曾大疫，「死者或一家數人」，其岳丈曾家有二子曾瑛、曾璥也「數日間相繼死」，只剩下一個孫子曾旦存活；正德三年（1508）進士張紘年少時，其家大疫，一月之間就辦了七個人的喪事[2]；嘉靖三年（1524），「吳楚」大疫，顧璘的好友王欽佩之妻張氏、王欽佩之母相繼病亡，王欽佩因此欲自殺，一年後竟憂鬱而死[3]；明人王樵記載，萬曆十六年（1588）時，某地由於連年疫氣不斷，「有一家夫妻父子連喪數口者，有闔門不起

---

[1] （明）焦竑：《國朝獻徵錄》卷之二十一〈翰林院編修楊公實卿墓誌銘〉，吳湘湘主編《中國史學叢書》，臺北：臺灣學生書局印行，1984年12月再版，第895頁。
[2] （明）焦竑：《國朝獻徵錄》卷之八十七〈建昌府知府張公紘墓誌銘〉，吳湘湘主編《中國史學叢書》，臺北：臺灣學生書局印行，1984年12月再版，第3743頁。
[3] （明）顧璘：《顧華玉集‧息園存稿文》卷五〈王太安人吳氏墓誌銘〉，影印文淵閣《四庫全書》，第1263冊，集部，第526頁。

者」[1]。這些都是有關大疫之家,家庭成員部分死亡的例子。

最嚴重的情形,就是家庭成員全部死絕,十分悲涼。如《明英宗實錄》卷二五三,景泰六年(1455)五月己酉條記載,「巡撫南直隸左副都御史鄒來學奏……奈何疫疾流行,非徒蘇、松,其嘉、湖、常、鎮亦然有一家連死至五七口者,有舉家死無一人存者,生民之患莫重於此」;景泰七年(1456)十月,湖廣黃梅縣上奏,當年春夏季節,瘟疫大作,「有一家死至三十九口,計三千四百餘口。有全家滅絕者計七百餘戶,有父母俱亡,而子女出逃,人懼為所染,丐食則無門,假息則無所,悲哭慟地,實可哀憐」[2]。

成化十八年(1482),據說江南吳中大疫。有一叫五澴涇的地方,有一家七人全部死絕,無人為之殯殮掩埋的慘例[3];嘉靖三十二年(1553)中進士的一甲第三人溫應祿,中舉後第二年「舉家疫死」[4]。以上所述,南直隸、湖廣黃梅縣、江南等處,因大疫而對單一家庭造成的人口損失,可謂是毀滅性的。

大疫使社會成員大量死亡的例子,也能反映疫災的嚴重危害性。如正德至嘉靖年間,河南安陽大疫,曾出現「疫者

---

1 (明)王樵:《方麓集》卷十六,影印文淵閣《四庫全書》,第1285冊,集部,第433頁。
2 《明英宗實錄》卷二七一,景泰七年十月癸卯條,第5740頁。
3 (明)祝允明:《祝子志怪錄》卷一〈鬼買棺〉,《續修四庫全書》,第1266冊,子部,第589頁。
4 (明)王世貞:《弇山堂別集》卷十八〈皇明奇事述·癸丑壬戌三及第之異〉,北京:中華書局,1985年12月第1版,第329頁。

連村或盡」，大量死亡的情況[1]。宣德至弘治年間人何喬新，在《椒邱文集》卷二十五〈七言絕句·福安書事〉中記載「福安連歲被寇，加以洪水為災，室廬蕩然，水後疫氣大作，死者什三四，甚至家無噍類」；明人余繼登曾記載，萬曆十六年（1588），自己曾出差到周王府。當年四月二十六日出發，五月二十三日北還。其間經過河南封丘縣，當時該縣大疫，以至「市空無人」，余繼登「不忍再經其地，乃取道陳橋以歸」[2]；萬曆三十年（1602）七月，貴州巡撫郭子章在上疏自劾中，談到貴州「黎平大疫，二月城內死六百人，興黃、新龍之間十室九死」的情況[3]。

大約是萬曆三十一年（1603），明朝徵集夫役修理黃河，由於「兩岸屯聚計三十餘萬人，穢氣熏蒸，死者相枕藉，一丁死則行縣補其缺，及春疫氣復發」，加上當時催督過嚴，飲食不周，先後死者竟然達到十餘萬，河南地界尤為嚴重[4]。

在此，若從有具體記載的死亡人口來看，適當選取一些最極端的例子，來考察大疫對社會人口損失的危害性。如《明太宗實錄》卷一四〇，永樂十一年（1413）六月癸卯條記載「浙

1　（明）崔銑：《洹詞》卷六〈懷郡三瑞集序〉，影印文淵閣《四庫全書》，第1267冊，集部，第516頁。
2　（明）余繼登：《淡然軒集》卷五〈金龍四大王靈應記〉，影印文淵閣《四庫全書》，第1291冊，集部，第863頁。
3　《明神宗實錄》卷三七四，萬曆三十年七月癸亥條，第7022頁。
4　（明）謝肇淛：《五雜俎》卷三〈地部一〉，《續修四庫全書》，第1130冊，子部，第383頁。

江烏程、歸安、德清三縣,疫男女死者萬五百八十餘口」;《明太宗實錄》卷二一二,永樂十七年(1419)五月戊辰條記載「福建建安縣知縣張准言:建寧、邵武、延平三府,自永樂五年以來屢大疫,民死亡十七萬四千六百餘口」;《明英宗實錄》卷一三〇,正統十年(1445)六月癸卯條記載「浙江道監察御史黃裳言:浙江紹興、寧波、台州三府屬縣,自去冬以來瘟疫大作,男婦死者三萬四千餘口」;《明英宗實錄》卷二四二,景泰五年(1454)六月己亥條記載「湖廣衡州府奏:去冬至今春,雨雪連綿兼以疫癘,本府所隸一州八縣人民死者一萬八千七百四十七口,凍死牛三萬六千七百八十五隻」;《明英宗實錄》卷二五四,景泰六年(1455)六月戊寅條記載「巡按直隸監察御史楊貢奏:五月初六日蘇州地震,並常鎮松江四府瘟疫死者七萬七千餘人」;《明英宗實錄》卷二六六,景泰七年(1456)五月戊戌條記載「是月廣西桂林府疫,民男婦死者二萬餘人」;《明武宗實錄》卷七十八,正德六年(1511)八月乙丑條記載「遼東定遼左等二十五衛大疫,死者八千一百餘人,牲畜亦數萬」。

大疫在短期內使人口劇烈損失,直接觸動了社會生產力和社會結構的根本,也引起其他社會變遷。

二、明代人的「居家隔離」

大疫使人口損失的同時,常同時出現人口流動變遷。人口

流動變遷改變了大疫所在地的人文、自然環境，主因還在於躲避大疫帶來的危害，尤其是死亡威脅。人口流動對當地的社會穩定衝擊較大，為了維護大疫所在地穩定，明代社會常採取種種方法，克服大疫帶來的不利影響。

　　出於擺脫瘟疫恐懼的考慮，疫區民眾常暫時、永久逃離疫區，來躲避瘟疫對生命的威脅，這也是引起異地人口流動的原因之一。如明初，南直隸蘇州發生瘟疫，時「家死者過半」，因此明人陳繼的母親一家就從蘇州遷移到沒有疫情的松陵居住[1]；明代前期有個叫蕭旺的人，廣東惠州人，其鄰居徐姓一家曾染疫，死者就有十幾口人，其他人紛紛外出躲避，只留下一位年老有疾、腿腳不便移動的祖母無人照料[2]；嘉靖七年（1528）春，因為大禮儀事件被流放到雲南的楊慎，本在名叫雲峰的地方居住，但當時該地爆發瘟疫，於是他就遷居到雲南的珥海城，等到疫情平息後才返回雲峰的舊居[3]。

　　為了擺脫大疫威脅，疫區的居民也常深居簡出，減少戶外活動，以圖躲避瘟疫，這屬於減少異地流動的一種因素。如明萬曆二十年（1592）進士謝肇淛，認為北京城的衛生狀況較

1　（明）程敏政：《明文衡》卷九十四〈先妣吳孺人墓版文〉，影印文淵閣《四庫全書》，第 1374 冊，集部，第 732 頁。
2　（明）丘濬：《重編瓊台藁》卷二十〈學拙先生傳〉，影印文淵閣《四庫全書》，第 1248 冊，集部，第 410 頁。
3　（明）焦竑：《國朝獻徵錄》卷二十一〈楊升庵太史慎年譜〉，吳湘湘主編《中國史學叢書》，臺北：臺灣學生書局印行，1984 年 12 月再版，第 865 頁。

差,「京師住宅既逼窄無餘地,市上又多糞穢,五方之人,繁囂雜處,又多蠅蚋,每至炎暑,幾不聊生,稍霖雨,即有浸灌之患,故瘧痢瘟疫,相仍不絕」,因此預防瘟疫最好的方法就是「攝生者,惟靜坐簡出,足以當之[1]」。

不少民眾和官員,因為不肯逃離疫區或者深居簡出,出外照常活動,染疫而死。如弘治十四年(1501)冬,福建延平府南平縣發生瘟疫,當時連官員之家都有全家死絕的情況,當時縣令陸如崧不聽僚屬勸阻,堅持辦公,因此死亡[2]。因此,「深居簡出」雖然能降低感染瘟疫的風險,但身處瘟疫盛作的疫區,不轉移到異地,也難免染疫。非染疫者離開疫區,有助於躲避瘟疫,挽救遷移者的生命安全;但染疫者若是逃離疫區,雖自身可以減少病菌的侵擾,卻可能將疫情擴大,造成更大的社會危害。在這種情況下,就突顯出個人利益和社會公共利益的衝突,成為兩難。

使人群暫時、永久搬離疫區盛行的地區,就成為應對疫情的方法之一。如明初人蕭正,曾任貴州安莊衛知事,該衛所在一處叫作白水山的地方,設有一處兵堡。每年駐守該堡的士兵都因「染疾疫十七八」,甚至「醫莫能療」。蕭正設法將該堡遷移,改築在沒有疾疫的地方,才避免了更多的傷亡[3];崇禎

---

1 (明) 謝肇淛:《五雜俎》卷二〈天部二〉,《續修四庫全書》,第1130冊,子部,第364頁。
2 (明) 顧清:《東江家藏集》卷三十〈南平令陸君墓誌銘〉,影印文淵閣《四庫全書》,第1261冊,集部,第701頁。
3 (明) 金幼孜:《金文靖集》卷九〈禮部郎中蕭公伯辰墓誌銘〉,影印文淵閣

十四年（1641），楊文岳總督保定、山東、河北軍務。當時楊文岳駐兵開封，該地「疫作」，於是就把軍隊轉移到了汝寧一帶[1]。

　　明朝本有熱審的制度，就是在暑月由刑部奏請，皇帝下令審查關押的犯人中，罪輕者釋放，稍重者減等，目的就是防止關押犯人太多，導致「獄狹人眾」，爆發疫情。在大疫爆發之時，明朝官員對獄囚的特殊處理，也常採用兩種方式：一是罪輕的囚犯，暫免繫獄，出外收保；二是迅速判決，發落遣散。如成化年間任南京刑部尚書的周瑄，曾經在夏季「暑疫」時，釋放罪輕者，與之約期聽候召喚。罪囚都歡呼而去，到了召喚的時候，據說都沒有失期違誤[2]；嘉靖二十三年（1544），進士徐易曾任鄞縣縣令。某歲，當地爆發「厲疫」，徐易將獄囚放出，讓囚犯約期返回，到了約定日期，囚犯竟然都守信回到獄中[3]。使獄囚流動，不僅僅局限於熱審時，此法可以減少人口損失。

　　大疫的侵擾，使人無固志，造成異地人口的流動。如成化年間，江西贛州府在民變和「飢疫」的多重打擊下，出現了「民死徙殆盡」的情況[4]；明世宗時，直隸巡按御史李吳上奏報告

《四庫全書》，第1240冊，集部，第831頁。
1　（清）張廷玉：《明史》卷二百六十二〈楊文岳傳〉，第6783頁。
2　（清）張廷玉：《明史》卷一百五十七〈周瑄傳〉，第4298頁。
3　（明）李攀龍：《滄溟集》卷二十三〈徐給事中墓表〉，影印文淵閣《四庫全書》，第1278冊，集部，第466頁。
4　（明）焦竑：《國朝獻徵錄》卷八十七〈贛州府同知張璵墓誌銘〉，吳湘湘主

「鳳陽連歲旱疫多俟」的情況[1]。這兩例中，江西贛州府和南直隸鳳陽的人口流動，已經大大影響了當地社會的穩定。

大疫的死亡威脅，還導致明軍出現逃亡現象。明軍異地人口流動的原因，不僅僅是由於大疫造成生命威脅，還因為大疫後得不到政府救濟。如嘉靖三年（1524），因為正德末年頻歲凶歉和「時疫流行，人死過半」的雙重打擊，南直隸各衛所的屯田，出現了無人耕種的情況：「南京鎮南等衛、坐落江浦等屯，行數十里，俱是曠地，葭莽極目，不勝淒涼。」由於糧稅無法豁免，稅糧「俱係眾戶賠補，賠補愈重，逃亡愈多。逃亡賠補，反復相因，勢不能已」。方日乾感嘆：「屯政之弊，至今極矣。」[2] 大片衛所軍屯田地的拋荒，就屬此類。

人口流動變遷，常導致大規模流民群體出現。對流民的處置，就成為明朝政府關注的對象。如成化時進士高銓，曾任河南按察司僉事，當地發生飢荒，流民中染疫者不少，高銓急忙「請給衣糧亟散遣之」，使「所全活多至不可數」[3]；嘉靖四十年（1561）四月，北京一帶大疫，明世宗命令「發米粥藥餌

編《中國史學叢書》，臺北：臺灣學生書局印行，1984年12月再版，第3754頁。
1 《明世宗實錄》卷一六六，嘉靖十三年八月乙未條，第3643頁。
2 （明）陳子龍等輯：《明經世文編》卷之二百十〈方侍御奏疏‧撫卹屯田官軍疏〉，北京：中華書局，1962年版，第2201頁。
3 （明）焦竑：《國朝獻徵錄》卷之三十一〈資善大夫南京戶部尚書致仕贈太子少保高公銓墓表〉，吳湘湘主編《中國史學叢書》，臺北：臺灣學生書局印行，1984年12月再版，第1294頁。

第七章　明朝人的瘟疫日記

給京師流民」，戶部上奏說出現流民絡繹而來、大量群聚的現象。為了防止更大的疫情，明世宗下令，在進入北京的主要路途上委派官員賑濟分糧，以免流民湧入北京城[1]；萬曆二十一年（1593）七月，河南巡撫趙世卿上言，衛輝府獲嘉縣路居衝要，差役浩繁，從萬曆七年（1579）以來天災和瘟疫盛行，導致人戶逃亡過半[2]。流民群體既有短暫的流動，也不乏長期的流亡。

綜上所述，人口損失變遷和人口流動變遷有密切的關聯。人口損失常使大疫所在地人口流動，人口流動又造成新的人口損失，二者是一種辯證的關係。

第二節　瘟疫經濟學

一、瘟疫來臨，禍不單行

人口流動變遷造成勞動力嚴重不足，也導致種種問題，諸如染疫地的經濟損失與不能及時供給國家稅賦。

疫災使當地勞動力大量死亡，缺少足夠的勞動力。大量田地荒蕪，無人耕種，生產遭到破壞，嚴重影響國家賦稅徵收。如洪武十八年（1385）正月，四川永寧宣撫使祿肇遣弟阿居上言，該地稅糧輸納不足數的其中一個原因，就是「兵後疫癘

1　《明世宗實錄》卷四九五，嘉靖四十年四月壬辰條，第 8206 頁。
2　《明神宗實錄》卷二六二，萬曆二十一年七月己未條，第 4848 頁。

死亡者多，故輸納不及[1]」；永樂八年（1410）二月，戶部上奏，江西建昌府新城縣於永樂五年八月大疫，民眾死亡眾多，民田四百八十餘頃都拋荒[2]；永樂九年（1411）六月，巡按河南監察御史李偉上言，磁州武安等縣大疫，死者達三千五十餘戶、荒蕪田土千三十八頃左右[3]；永樂十一年（1413）正月，巡按福建監察御史趙升上言，福建光澤、泰寧二縣永樂五年（1407）、六年（1408）曾發生大疫，死者達四千四百八十餘戶，導致鹽糧二千四百一十四石無從徵收[4]；宣德七年（1432）正月，思南府上奏，所屬水德江長官司山溪陡峻，無田耕種，只上納戶丁折銀糧三十八石左右，今年大疫，死者六十餘戶，稅糧又未免除[5]。

以上這些例子，都是人口死亡造成的人口損失變遷，嚴重阻礙經濟的正常再生產。上一小節，大疫的侵擾造成異地人口流動變遷，對經濟變遷影響甚大，例子就不再贅述。

大疫常使牲畜大量死亡，民戶或軍戶經濟損失慘重。如《明孝宗實錄》卷一九九，弘治十六年（1503）五月戊子條記載「雲南景東衛，自弘治十五年正月以來人畜疫死者，不可勝計」；《明武宗實錄》卷七十八，正德六年（1511）八月乙丑條記載「遼東定遼左等二十五衛大疫，死者八千一百餘人，牲畜

---

1 《明太祖實錄》卷一百七十，洪武十八年正月癸酉條，第2583頁。
2 《明太宗實錄》卷一百一，永樂八年二月庚戌條，第1318頁。
3 《明太宗實錄》卷一一六，永樂九年六月庚戌條，第1480頁。
4 《明太宗實錄》卷一三六，永樂十一年正月己酉條。第1660頁。
5 《明宣宗實錄》卷八六，宣德七年正月癸未條，第1989頁。

第七章　明朝人的瘟疫日記

亦數萬」；弘治十八年（1505）二月，分守獨石馬營少監唐祿上報，邊方馬多疫死，軍士有賠償之苦，請求中央撥款，未被批准[1]。

另有兩例，似乎不是疫死的情況，可能是凍死或凍、疫兩個因素共同作用下的死亡：《明英宗實錄》卷二四二，景泰五年（1454）六月己亥條記載「湖廣衡州府奏：去冬至今春，雨雪連綿兼以疫癘，本府所隸一州八縣人民死者一萬八千七百四十七口，凍死牛三萬六千七百八十五隻」；《明憲宗實錄》卷一六五，成化十三年（1477）四月甲子條記載「巡撫湖廣左副都御史劉敷奏：去歲夏秋亢旱，田禾損傷，人染疫癘死者甚眾。今春大雨、冰雹牛死什八九。」

甚至有災民，因賠償疫死牲畜而鬻賣男女者，如永樂元年（1403）三月，南陽鄧州官牛疫死眾多，當地官員督責民眾賠償，致使貧者「鬻男女以償」。明成祖大怒，命死牛之家全免賠償，用於賠償牛價的所賣男女，都由官府贖還，並命相關部門責罰遇到疫災不上奏，而擅自督責民眾賠償之罪[2]。

永樂年間，王彰任戶部侍郎時，曾經奉命前往山西祭祀西嶽華山。還朝上奏，在疫災中，陝西及新安的民眾曾「鬻賣男女以償逋租」，非常可憐，明成祖命「悉蠲逋」，並「官給楮幣贖所鬻人[3]」。

---

1 《明孝宗實錄》卷二二一，弘治十八年二月戊寅條，第4175頁。
2 《明太宗實錄》卷一八，永樂元年三月辛丑條，第332頁。
3 （明）何喬遠：《名山藏》卷之六十一〈王彰傳〉，《續修四庫全書》，第426

其他例子，如疫災造成財富損失，不同的賠償行為屢見不鮮。弘治十八年（1505）二月，分守獨石馬營少監唐祿上報，邊方馬多疫死，軍士有賠償之苦，請求中央撥款，未被批准[1]；嘉靖初年，提督兩廣等處軍務的王守仁上報，「然前歲之疫，湖兵死者過半」，因此明朝要給雇傭士兵中的死者之家支付「以萬數」的「償命銀兩」[2]。

物價上升是經濟失常的一種表現。如崇禎十四年（1641），江南「荒疫」，出現了「人死且半，米價四兩有餘，轉運不至」的情況。因此，崇禎帝特命給事中七人催督漕糧[3]。

最極端的例子就是，疫區的經濟破壞，產生大量為飢寒所迫的犯罪，因此制止疫區犯罪，也成了明王朝維護穩定的任務，不過此類記載不多。例如成化十二年（1476）正月，福建鎮守等官上奏，延平府「疫癘之餘盜復竊發」，泰寧縣就出現了「賊徒近千人」。明憲宗命鎮守、巡按、三司等官盡心緝捕，否則「治罪不宥」[4]。

二、恢復生產力的幫手：囚犯

為了挽回大疫造成負面性質的經濟變遷，明朝政府常移民

冊，史部，第 615 頁。
1　《明孝宗實錄》卷二二一，弘治十八年二月戊寅條，第 4175 頁。
2　《明世宗實錄》卷八八，嘉靖七年五月壬午條，第 1992 頁。
3　黃宗羲：《海外慟哭記・移史館熊公雨殷行狀》。
4　《明憲宗實錄》卷一四九，成化十二年正月壬戌條，第 2728 頁。

到疫區，或招撫流民復業。如永樂八年（1410）十二月，福建邵武府上奏，連歲境內民眾大疫，死絕的共有一萬二千餘戶，所遺留下的拋荒田地很多，建議將犯了杖罪的囚犯遷到該地耕種，以恢復生產，保證徵收賦稅，明成祖同意其建議[1]；嘉靖三年（1524）六月，戶部上言，去年災傷嚴重的地區是廬、鳳、淮、揚四府和滁、和、徐三州，而應天、太平、鎮江次之，其餘府州縣各有差別。席書報告有垂死極貧的災民四十五萬，「以疫之死者十之二三」，因此產生一些荒棄田地。戶部請求，諭令天下布政司官員招集逃亡之民，給予牛具和種子，幫其復業，絕戶的荒田，就召人佃種，寬減繇役和賦稅，目的就是要恢復生產，田地和賦稅不失原額，軍隊的屯田也照樣辦理[2]；嘉靖十三年（1534）八月，直隸巡按御史李吳上奏，鳳陽連歲「旱疫」，流民眾多，本地缺少勞動力，請敕令當地官府查勘荒田，招集流民，給以牛具和種子，督勸耕墾，並免除積欠的賦稅，若再遇到歉收年份，就增加賑濟，戶部覆議，勸課之法應該通行天下，明世宗同意該處理意見[3]。移民到疫區、或招撫流民復業，是恢復疫區正常生產力的一項重要舉措，也是人口回流的重要途徑。

　　沒有得到政府加強救濟和蠲免賦稅的重災區，百姓負擔很重，有詩為證。如永樂時人龔詡在《野古集》卷中曾有詩三

1　《明太宗實錄》卷一一一，永樂八年十二月甲辰條，第1419頁。
2　《明世宗實錄》卷四十，嘉靖三年六月庚戌條，第1012頁。
3　《明世宗實錄》卷一六六，嘉靖十三年八月乙未條，第3643頁。

首,記載疫情的危害,一首是〈丙子夏秋苦旱呈鄭明府〉,全文為:「北山有雲不為雨,南山有雷空作聲。田疇龜裂稻苗死,農夫日夜形哀鳴。前歲滔天遭大水,去年疫癘人多死。甫能今歲可圖生,旱魃為災又如此。嗟哉我民何罪愆,罹茲荼毒連三年,老夫作詩問造物,天乎天乎何以然。」

另外,在〈甲戌民風近體寄葉給事八首〉中,有兩首記載了疫情的危害,一為:「疫癘飢荒相繼作,鄉民千萬死無辜。浮屍暴骨處處有,束薪斗粟家家無。只緣後政異前政,致得今吳非昔吳。寄語長民當自責,莫將天數厚相誣。」

一為:「昨過任溪南北村,百家能得幾家存。春秋旦暮常愁餓,父母妻孥半病瘟。荇粉磨成連濁土,榆皮剝盡到深根。相逢無復人形狀,兩頰何曾斷淚痕。」

在《野古集》卷下中,有詩〈民風絕句寄葉給事(選五)〉,同樣記載了疫情的危害:「昨見城闉未死人,青蠅千萬已周身。憐渠父母初生日,憂暑憂寒幾許仁。」「塗松市上漆溪濱,多少嗸嗸丐乞人。不道孤舟風雪裡,老夫亦是一飢民。」「鍋無粒粟灶無薪,只有松楸可濟貧。半賣半燒俱伐盡,可憐流毒到亡人。」「年年村鼓響鼕鼕,知是田家樂社公。不道今年逢社日,但聞人哭水聲中。」「鄉村疫癘肆流行,死者如麻實可驚。天獨愁遺應有意,要令操筆寫民情。」

明代中期的于謙,曾在《忠肅集》卷十一中寫詩一首,抒發延津縣發生疫情後,政府無力救濟的感慨:「縣治蕭條甚,

疲民疫病多。可憐官失職，況是歲傷和。空廩全無積，荒田更起科。撫安才智短，獨立奈愁何。」這些詩文，也反映了疫情等災害對經濟和社會的嚴重破壞。

第三節　瘟疫政治學

一、染疫無罪，造反有理

　　大疫使政治機構缺人辦公，處於半癱瘓或癱瘓狀態，連不少有錢有勢的官員、貴族，都不能逃脫染疫死亡的厄運。天順元年（1457），進士劉璋曾任山東參政。某年山東出現了飢荒，「道殣相望，熏蒸成大疫」，劉璋的同僚五人中就有三人染疫而死[1]。

　　《明世宗實錄》卷三，正德十六年（1521）六月己酉條記載「北直隸、山東、河南、山西、陝西、南直隸、江北淮揚諸郡俱旱，自正月不雨至於是月，福建福州等府亢旱癘疫盛行，府縣官病死者四十餘員，軍民死者無算」；萬斯同《明史稿》卷三十八〈五行一‧疾疫〉記載「（崇禎）十四年，恆山以南、黃河以北，自春徂夏，瘟疫大作，病死者枕籍。順德知府（北直隸順德府）、長垣（北直隸大名府）、大名（北直隸大名府）、

1　（明）焦竑：《國朝獻徵錄》卷之五十〈榮祿大夫太子少保工部尚書劉公璋神道碑〉，吳湘湘主編《中國史學叢書》，臺北：臺灣學生書局印行，1984年12月再版，第2093頁。

曲周（北直隸廣平府）、武強（北直隸真定府）、任縣（北直隸順德府）、武邑（北直隸真定府）知縣，亦以疫死。所在門庭晝掩，磷火夜青。又魚台至南陽，民之疫死者淤積，水涯河為不流」。

大量官員死於疫災的事實，實在讓人不得不感嘆。當時醫療水準有限加上疫情凶險，除了死亡，官員躲避疫災的情形也時常發生。如弘治十四年（1501）冬，福建延平府南平縣發生瘟疫，當時連官員之家都有全家死絕的情況。縣令陸如崧不聽僚屬勸阻，堅持辦公，結果死亡[1]。陸如崧的僚屬勸他躲避瘟疫，可見官員不理政的現象實屬常見。官員死亡和官員避疫這兩種情形，必然導致當地行政效率降低和政府職能不能正常運作。

軍事是政治的延續，大疫也影響了明代的軍事力量，明軍的戰鬥力，因為疫情發作而削弱的記載很多。疫災使軍人死亡，戰鬥人員嚴重減損。如洪武二十年（1387），廣西潯陽知府沈信上言，廣西不少地方存在「瘴癘時發，兵多疾疫」的情況，加上地形險要，明軍難以鎮服土司勢力[2]；弘治十八年（1505），進士蕭某曾任瓊州知府，「瓊人」與黎族爭田，曾聚兵護耕，一年四次更替，負責守衛的五百士兵「半疫死」，以

---

1 （明）顧清：《東江家藏集》卷三十〈南平令陸君墓誌銘〉，影印文淵閣《四庫全書》，第1261冊，集部，第701頁。
2 （清）張廷玉：《明史》卷三百一十七〈廣西土司一·潯州〉，第8217頁。

至戰鬥力嚴重削弱,「黎數出攻劫莫制」[1];到天啟三年(1623)七月,川湖總督朱燮元又報告,「平奢安」之役時,明軍中也出現了包括「天降大疫,死者如林」等情況,說明不得不妥當推進[2]。

疫災導致明軍出現逃亡現象,人無固志。如嘉靖七年(1528)五月,提督兩廣等處軍務的王守仁上報,表示擔心「調兵久戍,疫死逃亡者接踵。若復驅之鋒鏑,必有土崩瓦解之勢三也[3]」。

疫災使明軍健康受損,無充足的體力和精神狀態迎敵。如嘉靖三十三年(1554)正月,倭寇從太倉南沙潰圍而出,並轉掠蘇州、松江各州縣。當時這股倭寇曾被明軍包圍在南沙五月之久,「圍之數重不能破」,加上當時明軍中「多疾疫」,才不得不放走這股批倭寇,以至危害更甚[4];崇禎七年(1634)七月,明朝總兵尤世威兵潰於雒南後,農民軍越盧氏,奔永寧。當時守隘的明軍因為露宿三月,所以「皆致疫痢,不任戰[5]」。

《明史》又記載,崇禎八年(1635),明朝將領尤世威的

---

1 (明)焦竑:《國朝獻徵錄》卷之九十〈福建等處承宣布政使司左布政使東潭蕭公墓表〉,吳湘湘主編《中國史學叢書》,臺北:臺灣學生書局印行,1984年12月再版,第3911頁
2 《明熹宗實錄》卷三六,天啟三年七月壬辰條,第1843頁。
3 《明世宗實錄》卷八八,嘉靖七年五月壬午條,第1992頁。
4 《明世宗實錄》卷四百六,嘉靖三十三年正月戊辰條,第7099頁。
5 (清)谷應泰:《明史紀事本末》卷七十五〈中原群盜〉,北京:中華書局,1977年2月第1版,第1270頁。

軍隊，因為長期征戰「暴露久」，導致「大疫」，後與農民軍交戰失利，即「與賊戰失利」。尤世威及游擊劉肇基、羅代領軍將領三人都負重傷，軍隊潰散。農民軍因此越過盧氏，直趨永寧。尤世威因此被「解任候勘」[1]。

明軍的對手，也常因為疫情的發作而處於不利地位，如地方土司的叛亂。天啟三年（1623）正月，湖廣道御史徐卿伯上言，當時平叛西南奢崇明和安邦彥的戰役正緊張進行，據說安邦彥軍中出現「彼中疫癘盛行，糧糗亦詘」的情況，建議皇帝催促明軍抓緊進攻時機[2]。

農民武裝因為染疫，死亡眾多。如明人林俊記載，正德五年（1510）六月左右，當時對明朝叛亂的藍廷瑞、鄢本恕等部，因為「毒熱熏蒸，疫痢大作，病死逾萬，食盡勢窮，脅從日以解散」，該部不得不分為二支，藍廷瑞與廖惠等一支擬占據保寧；鄢本恕、巴州李老人等一支擬占據漢中攻鄖陽，由荊襄而下[3]。

大疫的侵擾，還使人無固志，影響當地社會的穩定。如嘉靖八年（1529）十月，侍郎林富上言，廣西田州府應當保留土官，但應降府為州，以岑猛之子岑邦相任知州，並設土巡檢司，其理由就是該地「瘴癘疾疫，人無固志」，水土不服，使

---

1 （清）張廷玉：《明史》二百六十九〈尤世威傳〉，第 6925 頁。
2 《明熹宗實錄》卷三十，天啟三年正月庚戌條，第 1525 頁。
3 （明）林俊：《見素集·奏議》卷三〈通江捷音疏〉，影印文淵閣《四庫全書》，第 1257 冊，集部，第 373 頁。

第七章　明朝人的瘟疫日記

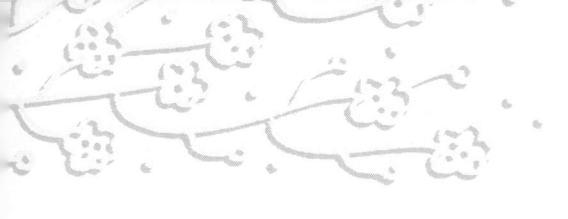

得漢族衛所明軍難以安居[1]。

嘉靖初年，提督兩廣等處軍務的王守仁上報「調集之兵。遠近數萬。屯戍日久。人懷歸思。兼之水土不服。而前歲之疫。死者一二萬人眾情憂惑。自頃以來。疾病死者不可以數。無日無之。潰散逃亡。追捕斬殺。而不能禁其未見敵而已若此。今復驅之鋒鏑之下。必有土崩瓦解之勢。其患三也」，明軍因為懼怕染疫而死，所以大量逃亡[2]。明軍無心定居於大疫之地，必然影響對這些地區的有力統治，難以維持原有的政治秩序。

疫區的經濟破壞，容易產生大量為飢寒所迫的犯罪，導致社會治安不穩，因此制止疫區犯罪，也成了明王朝維持穩定的任務。例如成化十二年（1476）正月，福建鎮守等官上奏，延平府「疫癘之餘盜復竊發」，泰寧縣就出現了「賊徒近千人」。明憲宗命鎮守、巡按、三司等官盡心緝捕，否則「治罪不宥」[3]；成化十四年（1478）三月，免浙江府縣收買花木，之前巡按監察御史張銳等上言，寧、紹、台等府災疫流行，出現了「盜賊滋蔓」的情況[4]。

大疫常使得當地政府難以有力救濟，容易引發民眾不滿，

---

1 《明世宗實錄》卷一百六，嘉靖八年十月丙子條，第2510頁。
2 《明世宗實錄》卷八八，嘉靖七年五月壬午條，第1992頁。
3 《明憲宗實錄》卷一四九，成化十二年正月壬戌條，第2728頁。
4 《明憲宗實錄》卷一七六，成化十四年三月丁亥條，第3184頁。

主要表現在對政府救濟的絕望，這裡有兩個例子值得分析回味。

　　正德五年（1510）三月，王守仁曾經記載，江西吉安府廬陵縣，發生災民要求蠲免採辦銀兩，而大鬧縣衙的事件。該縣連歲「旱災相仍，疾疫大作，比巷連村多至闔門而死，骨肉奔散不相顧療」，政府卻沒有因災減輕民眾賦役負擔，「幸而生者又為徵求所迫，弱者逃竄流離，強者群聚為盜，攻劫鄉村日無虛夕」，出現「眾情忿怨」的局面。後有「鄉民千數擁入縣門，號呼動地」，「大意欲求寬貸」。而在民變即將爆發的關頭，該縣官員「只得權辭慰解諭，以知縣自當為爾等申請上司，悉行蠲免」，鄉民聽到減免賦役的消息後，才漸漸離去。後來，上級官員才特別批准該縣採辦銀兩「特賜寬容，悉與蠲免」，而沒有在事發前穩定民眾的官員，被罷歸田里[1]；嘉靖二十九年（1550）二月，南京振武營兵變，殺督儲侍郎黃懋官，並「懸其屍於大中橋牌坊上」。兵變原因就在於當時南京大疫，死者甚眾，各衛支糧時，軍士有死者則報開糧，黃懋官侍郎見各衛糧數內無開糧者，就怒責掌印指揮：「各衛死人，汝衛中獨不死人耶？」此語宣傳於里巷中，又加上軍士娶妻收妻糧者，每一查勘，動經數月，所以軍士怨入骨髓，明人何良俊也認為黃侍郎之死實不為過[2]。

1　（明）王守仁：《王文成全書》卷二十八〈廬陵縣公移〉，影印文淵閣《四庫全書》，第 1265－1266 冊，集部，第 757 頁。
2　（明）何良俊：《四友齋叢說》卷十二〈史八〉，《續修四庫全書》，第 1125 冊，

這兩個例子,說明得不到政府救濟時,民眾的憤怒會透過暴力方式來表達。

二、那些年被立碑表揚的明代官員

大疫固然使得明朝統治遭到打擊,但積極有力的政府救濟,使疫區官員有機會表現作為和愛民之情。成化十四年(1478),進士史英曾任棗強縣令。在官期間,曾「出俸買藥以療瘟疫者,蓋千有餘人」,還有其他不少德政。因此在史英離任後,棗強縣民眾專門為他「立去思碑」[1]。

工部主事費瑄,於成化間奉命管呂梁洪,「築石壩扞水以通漕舟,作石堤以便輓者,歲省修堤草束役錢各三十餘萬」,「又時旱疫,瑄設法賑濟所全活眾」,以至「民思之私為立祠」。嘉靖二年(1523)四月,知州張淮上請於禮部為費瑄立祠,覆議後得到批准[2];張鐸,金陵人。嘉靖二十年(1541),以翰林庶吉士授監察御史,巡按遼東時,銳意經略,規度要害,「積粟幾六萬餘斛,貯遼陽預備倉,為將來兵荒之需」。十年後,遼陽遭遇大水,出現「疫癘繼作,至人相食,虜患頻仍」的災情,全靠張鐸預備倉的建設,民眾才得到賑濟,張鐸也因「思

子部,第592頁。
1 (明)焦竑:《國朝獻徵錄》卷之九十二〈河南按察司副使史公英墓誌銘〉,吳湘湘主編《中國史學叢書》,臺北:臺灣學生書局印行,1984年12月再版,第4020頁。
2 《明世宗實錄》卷二五,嘉靖二年四月甲申條,第712頁。

患預防之功,人咸謳思之」,後被立祀於廣寧名宦祠[1];明人李贄曾記載,嘉靖年間,李中溪曾在荊州任官。當時明世宗「駕幸承天」,當地官員不能合理照料役者,以至「縴夫走渴,疫死無數」,多虧李中溪「先期市藥材,煮參蓍,令置水次」,才使得役無病者。後來,李中溪主持築堤障江的工程,曾受小惠的役者「人感公,爭出力,至於今賴焉」。李贄認為,李中溪所費藥費不過四五百金,而全活者以萬計,後又「卒致其力築堤,為荊人世世賴」,這樣的結果,是因為李的仁心所致[2];嘉靖三十六年(1557),進士梁夢龍任河南副使時,監督河工。當時出現了「河上大暑疫」的情況。梁夢龍出俸買藥,飲諸役徒,活數萬人,使河工保障了人力,得以迅速完成,梁夢龍也因此被升為河南右布政使[3]。

還有一種情況,在疫情爆發之時,罪輕的囚犯常被明朝官員酌情暫免繫獄,出外收保,而疫災後這些囚犯自覺按期返回監獄,也可部分體現災民對政府救濟的感恩之情。明成化年間,任南京刑部尚書的周瑄,曾經在夏季「暑疫」時,釋放罪輕的囚犯,與之約期聽候召喚,罪囚都歡呼而去。到了召喚的時候,據說沒有人失期違誤[4];嘉靖二十三年(1544),進士徐

---

1 (明)焦竑:《玉堂叢語》卷四〈獻替〉,《四庫存目叢書》,第243冊,子部。
2 (明)李贄:《焚書·雜述·李中溪先生告文》,《四庫禁毀書叢刊》,第140冊,集部,第258頁。
3 (明)倪元璐:《倪文貞集》卷十四〈大宰梁鳴泉公傳〉,影印文淵閣《四庫全書》,第1297冊,集部,第178頁。
4 (清)張廷玉:《明史》卷一百五十七〈周瑄傳〉,第4298頁。

易曾任鄞縣縣令。某歲,當地爆發「厲疫」,徐易將獄囚放出,讓囚犯約期返回。到了約定的日期,囚犯竟然都守信回到獄中[1]。

在大疫中,救濟得力的官員,民眾常以立祠、立碑的形式道德讚揚,或者積極參與政府的工程以示感恩之情。大疫中的囚犯能夠去而復返,也說明大疫可以成為檢驗官員政治能力的一個機會。

第四節　瘟疫心理學

明代大疫時,所在地民眾的心態,常在短期內劇烈變化,迥異於常。疫災中民眾的心態非常複雜,主要表現為非理性、理性、恐懼、無助、慰藉、感恩、憤怒、消沉、振作等方面的心態。解讀普通民眾的心態,有助於從新的視角,觀察明代疫災中的人群心理及行為。本節聚焦普通民眾的心態,其中難免涉及其他群體,特加說明,以下從九個方面解讀。

一、非理性的心理:三條魚的詛咒

瘟疫發作時,染疫者往往產生幻覺,常將瘟疫降臨或病情痊癒歸因於神靈、鬼怪或天變。

歸因於神靈對人懲罰。如正德六年(1511),瘟疫流行。

---

[1] (明)李攀龍:《滄溟集》卷二十三〈徐給事中墓表〉,影印文淵閣《四庫全書》,第 1278 冊,集部,第 466 頁。

大約是福建某處的顧鎮一家，老幼都染上瘟疫，因此全家決定吃素祈神，去除瘟疫。正好有巡撫來開倉賑濟，顧鎮入城取米，偶然忘記吃素的誓言，就去食店買了三尾魚和一壺酒，結果當日回家就病重身亡。後來傳言，有三條魚附在他屍體上，並躍入棺材中。顧鎮之死的傳說，就被附會成神靈對不虔誠之人的懲罰[1]；李遜記載，明末崇禎十六年（1644），北京城瘟疫橫行，出現了「朝病夕逝，人人惴惴不保，有全家數十口，一夕並命者」的慘象。在當時醫藥無效的情況下，崇禎帝特命張應京真人「建醮，而終無驗」。有些北京民眾以為「日中鬼為市」，「店家至有收紙錢者，乃各置水一盆於門，投銀錢於水，以辨真偽。民間終夜擊銅錢器聲，以驅厲祟。聲達九重，上不能禁[2]」。

　　歸因於神靈庇佑的。如成化年間進士羅玘，成化二十年（1484）奉命往陝西賑濟。第二年三月還至謝埠時，舟中大疫，羅玘也染病在身。四月至青泥灣時，病情加重，羅玘以錐刺手無血，自度必死之際，就與弟羅經訣別，然後正冠瞑目，從卯時到巳時精神恍惚，似入夢境，感覺自己「奄奄若入深泥中，臭腐不可當」。這時聽到有聲音呼叫：天妃已到。羅玘張目清醒，感覺船的頂篷要垮塌一般，有一婦人呼喊道：「一有學之士病在孤舟灘上，無一神道救之者，我來送他一陣好風。」

---

1 （明）施顯卿：《古今奇聞類紀》卷二.〈神佑紀·天妃救病〉，《四庫存目叢書》，第 247 冊，子部，第 95 頁。
2 （清）李遜之：《崇禎朝野紀》，《四庫禁毀叢刊》，第 6 冊，史部。

言畢，羅玘感覺船的頂篷不再有垮塌之象，頓感全身冷顫不已，連船都因此而搖動。其弟用幾件蓑衣壓其身保暖，從巳時到未時出了一身臭汗，衣服濕透，才漸覺病情稍有緩和，此後痊癒。當年秋，羅玘又北上經過天妃祠下，特意進謝神靈。十八年後，即弘治十五年（1502），羅玘又路經該地，進香拜謝，並記錄其事，把自己病好的原因，歸功於神靈天妃的庇佑[1]。

歸因於妖神、鬼怪禍害。明人焦竑記載，陶凱的里人家中大疫，前去探視病者。傳說陶凱「見妖神入甕器中避之，奉紙筆與封識，命棄水中，疫即愈」[2]。這一傳聞，說明明人認為所謂「妖神」，是陶凱的里人家中產生瘟疫的原因；曾掌珠，泰和長溪人，嫁給蕭氏為妻。正統十一年（1446），其家遭大疫。為曾掌珠寫行狀的羅玘認為，這是「疫鬼入室中」，禍害人的結果[3]；沈德符曾記載，「（弘治）十四年（1501）六月，雲南雲龍州民疫疾，十家九臥，內有不病者，見鬼輒被打死，有被打顯跡，有因沈病死者，有病在家為鬼壓死者，百姓死將半，初五日至十二日止」[4]，這段記載說明時人對瘟疫的恐懼

---

1. （明）羅玘：《圭峰集》卷二十二〈紀異〉，影印文淵閣《四庫全書》，第1259冊，集部，第297頁。
2. （明）焦竑：《玉堂叢語》卷八〈志異〉，《四庫存目叢書》，第243冊，子部，第180頁。
3. 黃宗羲：《明文海》卷四百六十八〈蕭孺人行狀（羅玘）〉，影印文淵閣《四庫全書》，第1458冊，集部，第658頁。
4. （明）沈德符：《萬曆野獲編》卷二十九〈弘治異變〉，《續修四庫全書》，第1174冊，子部，第661頁。

心理,把病因都歸結於「鬼」的禍害;詹詹外史評輯小說《情史》卷二十一〈情妖類・汝州村人女〉記載,汝州村人女得一美貌丈夫,該丈夫認為自己是野叉所變,「我輩罪業,或與人雜處,則疫癘作」[1],此處雖是小說記載,也可見明人觀念中,鬼怪與疫癘的密切關聯,這些史料都說明災民對瘟疫的恐懼。

對天變和瘟疫關係,明人的言論很多。洪武年間人梁寅認為:「天之情過,則為水旱飢饉疫癘凶札,斯天之失其常者矣。」把瘟疫產生的原因歸於「天之情過」[2]。這裡天變與人事無關,但會造成包括瘟疫在內的人間災禍。天人感應導致人間瘟疫等禍患觀念,似乎是更多民眾的認識。人事有虧或「傷害天和」,就會使上天發怒,降禍於人間,瘟疫大行就是一種懲罰人事的方式。

人事有虧的表現非常多,對父母不孝也會導致天變,降瘟疫懲罰不孝子。如明人黃佐在《泰泉鄉禮》中認為:「五刑之屬三千,而罪莫大於不孝。父母之心,本於慈愛,子孫忤逆者,不欲聞之官,何也?富貴者恐貽羞門戶,貧賤者亦望其回心反哺,故皆含容隱受。然父母吞聲飲恨之際,不覺怨氣有感,是以世之不孝者,或斃於雷,或死於疫。後世衰弱,都受天刑[3]。」

---

1 (明)詹詹外史評輯:《情史》卷二十一〈情妖類・汝州村人女〉,長沙:岳麓書社,1986年9月第1版,第770頁。
2 (明)程敏政:《明文衡》卷九〈養生論〉,影印文淵閣《四庫全書》,第1373冊,集部,第。620頁。
3 (明)黃佐:《泰泉鄉禮》卷三〈勸孝文〉,影印文淵閣《四庫全書》,第142

政治敗壞，如皇帝或大臣沒有盡到責任、貪官橫行、災民得不到救助、司法不公等，都是導致天變的因素。如天順元年（1457）五月，巡按直隸監察御史史蘭上奏，順天等府薊州遵化等州縣軍民，自景泰七年（1456）冬至今春夏，瘟疫大作。其原因就在於「雖稱天災流行，亦人事有乖。或因大臣失職不能調燮陰陽，或因用刑夫中有傷天地和氣，或因有司貪酷失於撫字[1]」；嘉靖年間，霍韜曾認為，「豪民殺人取賄如趙遠，誣縛齊民家累萬金，吳世傑構一誣詞殺二十命，有司不察反右焉。如是求怨魂不結，疾疫不興，災變不流行，豈可得哉[2]」。

　　對瘟疫的恐懼，還使民眾以祈神、驅鬼和祭祀等非理性方法祈求平安。疫災時，明朝皇帝常常下令中央和地方官員都要「修省」，甚至皇帝下「罪己詔」，停止或減少其他慶典活動。祈禱或祭祀也是中央和地方多數官員所青睞的對付瘟疫方式。祈神活動主要表現為：祈禱城隍神等各種神靈，找僧道大作幾日道場，扶植地方神靈為官方祭祀等。祈禱或祭祀顯然是非科學、非理性的錯誤方法，可謂迷信。對症下藥，相信醫學，才是應付瘟疫的正確途徑。

　　非理性心態的抬頭，反映在以上言論和行為中，但當時不少官員和民眾卻寄望於此，因而祈禱或祭祀活動屢見不鮮。

　　冊，經部，第 627 頁。
1　《明英宗實錄》卷二七八，天順元年五月丙子條，第 5951 頁。
2　黃宗羲：《明文海》卷四百三十三〈高廉使墓銘〉，影印文淵閣《四庫全書》，第 1458 冊，集部，第 220 頁。

官方的「修省」、祈禱或祭祀活動難以發揮有效的作用，但明王朝多數官員卻熱情參與，能夠體現出政府和官員積極救災的態度，也能利用神力安撫民眾的恐慌心理。若與政府醫療救助等手段相配合，祈禱、祭祀的心理安慰作用，似乎不應完全否定。而除了官方，民間的類似活動也具有此類功能。但只信神靈，而拒絕醫藥的行為，只會使疫情加劇。

二、理性的心理：：賽龍舟能驅除瘟疫嗎？

瘟疫雖然凶險，但還是不乏用理性意識應對災難的民眾。如明人王樵記載，萬曆十六年（1588）時，由於連年疫氣，「有一家夫妻父子連喪數口者，有闔門不起者」。對於人口大量死亡的原因，王樵認為是「小人多不守禁忌」，不懂調養照顧病人的方法。對「渴甚」者，「止可飲湯」，「飢甚」者，「不可便食，須待熱退後，陳米飲至稀粥，其進有漸，調理將息至一百二十日外始可食肉」。由於很多人不懂此法，導致「其死未必皆天殀也[1]」。王樵認為，疫情造成死亡的原因，不應僅僅歸於天的禍害，不能合理照料病者，也是救濟不力的重要原因；明萬曆二十年（1592）進士謝肇淛認為，北京城的衛生狀況較差，「京師住宅既逼窄無餘地，市上又多糞穢，五方之人，繁囂雜處，又多蠅蚋，每至炎暑，幾不聊生，稍霖雨，即有浸灌之患，故瘡痍瘟疫，相仍不絕」，因此預防瘟疫的最佳

---

[1] （明）王樵：《方麓集》卷十六，影印文淵閣《四庫全書》，第1285冊，集部，第433頁。

方法，就是「攝生者，惟靜坐簡出，足以當之[1]」。

有不信祭祀的官員反對祈禱之事，認為是無用之術。如成化十五年（1479）以進士授臨城知縣的章忱，看到當地「鄉鄙舊無醫藥，輒事禱禳坐以待斃」的不良習俗，在「痾疫代作」時危害很大。為了移風易俗，便搜檢醫家的方書，「修藥餌施之，且諭以醫禱緩急」，使「所全活者不可勝計[2]」。

非理性活動無益於疫病的有效應對，謝肇淛和鄒元標認為此類活動不是騙人無益的方法，就是該禁絕的邪說。如明萬曆二十年（1592）進士謝肇淛，福建長樂縣江田人，對當時家鄉驅除瘟疫的巫術大加痛斥：「閩俗最可恨者，瘟疫之疾一起，即請邪神，香火奉事於庭，惴惴然朝夕拜禮許賽不已。一切醫藥，付之罔聞。不知此病原鬱熱所致，投以通聖散，開闢門戶，使陽氣發洩，自不傳染。而謹閉中門，香煙燈燭，群薈蓬勃，病者十人九死。即幸而病癒，又令巫作法事，以紙糊船，送之水際[3]。」他還記載用「箕仙之卜」的方法驅除瘟疫：「萬曆庚寅、辛卯間，吾郡瘟疫大作，家家奉祀五聖甚嚴，鄭知其妄也，乃詐箕降言：『陳真君奉上帝敕命，專管瘟部諸神。』

1　（明）謝肇淛：《五雜俎》卷二〈天部二〉，《續修四庫全書》，第 1130 冊，第 364 頁。
2　（明）焦竑：《國朝獻徵錄》卷之八十二〈臨城縣知縣章公忱傳〉，吳湘湘主編《中國史學叢書》，臺北：臺灣學生書局印行，1984 年 12 月再版，第 3476 頁。
3　明）謝肇淛：《五雜俎》卷六〈人部二〉，《續修四庫全書》，第 1130 冊，子部，第 464 頁。

令即立廟於五聖之側。不時有文書下城隍及五聖。愚民翕然崇奉,請卜無虛日。適聞獄失囚,召箕書曰:『天綱固難漏,人寰安可逃?石牛逢鐵馬,此地可尋牢。』無何,果於石牛驛鐵馬鋪中得之。名遂大噪,遠近祈禳雲集。時有同事數人,皆余友也,余笑問之,諸君亦自詫,不知其何以中也。洎數年,諸君倦於應酬,術漸不靈矣。然里中兒至今不知其偽也[1]。」

萬曆五年(1577)進士鄒元標,曾經目睹安慶龍舟競渡的盛況。當地人說賽龍舟「以是逐疫,不則民艱孔棘」,鄒元標對此表示懷疑,說自己的家鄉崇山峻嶺,沒有賽龍舟的地方,難道就不能驅除瘟疫嗎?他認為賽龍舟是邪說,應該禁絕[2]。但此類理性的明人,在史料看來似乎並不多見。

三、恐懼的心理:你說你想要逃,偏偏注定要落腳

民眾的恐懼心態,一方面與當時醫學的發展有關,一方面與人口損失變遷相關。

疫癘的凶險,使民眾在疫情爆發之時常心懷恐懼。如宣德至弘治年間人何喬新在《椒邱文集》卷二十五〈七言絕句・福安書事〉中記載:「福安連歲被寇,加以洪水為災,室廬蕩然,水後疫氣大作,死者什三四,甚至家無噍類。」景泰七

---

1 明)謝肇淛:《五雜俎》卷十五〈事部三〉,《續修四庫全書》,第1130冊,子部,第649頁。
2 (明)鄒元標:《願學集》卷五〈池州競渡記〉,影印文淵閣《四庫全書》,第1294冊,集部,第215頁。

年（1456）十月，湖廣黃梅縣上奏，當年春夏季節，瘟疫大作，「有一家死至三十九口，計三千四百餘口。有全家滅絕者計七百餘戶，有父母俱亡，而子女出逃，人懼為所染，丐食則無門，假息則無所，悲哭慟地，實可哀憐」[1]；明人余繼登曾記載，萬曆十六年（1588）自己曾出差前往周王府。當年四月二十六日出發，五月二十三日北還。其間經過河南封丘縣，當時該縣大疫，以至「市空無人」，余繼登「不忍再經其地，乃取道陳橋以歸」[2]，余繼登不願再次路過封丘，一是不願見災民的慘狀，二是擔心自己染疫。

正是出於擺脫瘟疫恐懼的考慮，疫區民眾常暫時、永久逃離疫區。如明初南直隸蘇州發生瘟疫時，「家死者過半」，因此明人陳繼的母親一家就從蘇州遷移到沒有疫情的松陵居住[3]；成化年間，江西贛州府在民變和「飢疫」的多重打擊下，出現了「民死徙殆盡」的情況[4]；明世宗時，直隸巡按御史李吳上奏報告，「鳳陽連歲旱疫多徙」[5]。

嘉靖七年（1528）春，因為大禮儀事件被流放到雲南的

1　《明英宗實錄》卷二七一，景泰七年十月癸卯條，第 5740 頁。
2　（明）余繼登：《淡然軒集》卷五〈金龍四大王靈應記〉，影印文淵閣《四庫全書》，第 1291 冊，集部，第 863 頁。
3　（明）程敏政：《明文衡》卷九十四〈先妣吳孺人墓版文〉，影印文淵閣《四庫全書》，第 1374 冊，集部，第 732 頁。
4　（明）焦竑：《國朝獻徵錄》卷八十七〈贛州府同知張璡墓誌銘〉，吳湘湘主編《中國史學叢書》，臺北：臺灣學生書局印行，1984 年 12 月再版，第 3754 頁。
5　《明世宗實錄》卷一六六，嘉靖十三年八月乙未條，第 3643 頁。

楊慎，本在名叫雲峰的地方居住，但當時該地爆發瘟疫，於是他就遷居到雲南的珥海城，等到疫情平息後才返回在雲峰的舊居[1]；崇禎末年，當時北京「瘟疫盛行，哭聲連屋」。明朝工部尚書兼東閣大學士范景文 正好家裡有親人去世，悲痛不已，於是上疏請假回鄉，但皇帝不允，「只得勉強以應上命耳」。在瘟疫流行時，范景文也想藉此機會回鄉，離開疫區[2]；明代前期，有個叫蕭旺的人，廣東惠州人。其鄰居徐姓一家曾染疫，死者就有十幾口人，其他人都紛紛躲避，而該家人的祖母年老有疾，腿腳不便移動，只好待在家裡。有至親從其門口經過，因怕傳染也不願上前照顧。蕭旺朝夕照顧這位老人，煮粥以待。後老人病死，又為其殮殯[3]。

　　非染疫者離開疫區，有助於躲避瘟疫，挽救遷移者的生命安全。但染疫者若是逃離疫區，可以減少病毒或細菌的侵擾，卻可能將疫情擴大，造成更大的社會危害。在這種情況下，突顯了個人利益和公共利益的衝突，成為兩難。

　　為了擺脫恐懼，疫區的居民常深居簡出，減少戶外活動，以圖躲避瘟疫。如萬曆二十年（1592），進士謝肇淛認為北京城的衛生狀況較差，「京師住宅既逼窄無餘地，市上又多糞穢，

---

1. （明）焦竑：《國朝獻徵錄》卷二十一〈楊升庵太史慎年譜〉，吳湘湘主編《中國史學叢書》，臺北：臺灣學生書局印行，1984年12月再版，第865頁。
2. （明）范景文：《文忠集》卷十二〈與甥王申之〉，影印文淵閣《四庫全書》，第1295冊，集部，第632頁。
3. （明）丘濬：《重編瓊台藁》卷二十〈學拙先生傳〉，影印文淵閣《四庫全書》，第1248冊，集部，第410頁。

五方之人,繁囂雜處,又多蠅蚋,每至炎暑,幾不聊生,稍霖雨,即有浸灌之患,故瘧痢瘟疫,相仍不絕」,因此預防瘟疫的最佳方法,就是「攝生者,惟靜坐簡出,足以當之[1]」。

不少民眾和官員,因為不肯逃離疫區或者深居簡出,出外照常活動,導致染疫而死。如弘治十四年(1501)冬,福建延平府南平縣發生瘟疫,當時連官員之家都有全家死絕的情況,當時縣令陸如崧不聽僚屬勸阻,堅持辦公,因此死亡[2]。因此,「深居簡出」雖然能降低感染瘟疫的風險,但身處疫區,若不轉移出來,也難免染疫之患。

遺棄或避開染疫者、不掩埋疫死者屍體,都是為了避免被傳染。明代社會中,社會成員會悉心照顧病者,但在當時科學和醫療條件下,還無法有效治療許多瘟疫,甚至會使與疫者接觸的人員相繼死亡。遺棄染疫者是一種無奈的選擇,似乎也是可以減少家庭成員死亡的一種理性選擇。遺棄染疫者會遭到社會的道德譴責,接觸染疫者卻可能威脅相關人員的生命。瘟疫對明代社會危害的殘酷性也更加突顯。

在疫區的民眾,無論本人是否染疫,都會在心中打下深刻的烙印,甚至疫情平息很久後,對瘟疫的危害仍然記憶猶新。如嘉靖四十四年(1565),進士溫純曾記載,其家某年,

---

[1] (明)謝肇淛:《五雜俎》卷二〈天部二〉,《續修四庫全書》,第1130冊,子部,第364頁。

[2] (明)顧清:《東江家藏集》卷三十〈南平令陸君墓誌銘〉,影印文淵閣《四庫全書》,第1261冊,集部,第701頁。

「家屬、戚屬,以死別者八」,而後不久發生大疫,約有半數家庭成員都曾染疫,「遞病遞起,久之始已」,自覺「有生以來所未嘗者」,感嘆「清福難享」的諺語實在有理[1];弘治九年(1496)的進士劉麟,江西安仁人,後流寓長興。某年得知岳母、夫人和親友王南原的夫人都染疫而死,認為「人謂鄉邦疫氣流行,無賢不肖皆罹此禍,以執事純心懿行,天應別作區處,乃漫無損益福善之言,自今不足信也。已而聞之行道之人又云執事及令器亦在病鄉,令人驚懼膽落。繼有過者又曰已平如常,僕心氣稍定。是時流行之毒,一鄉千百家或無一免,而一家千百指或無一存,可謂烈矣。賢父子幸能無恙,可謂魯之靈光福善之言要亦未可盡非[2]」。天降瘟疫,好人和壞人皆死,不得不讓劉麟懷疑天的公正,但他又始終對天懷抱恐懼,心情矛盾。

四、無助的心理:來自瘟疫的親情考驗

　　大疫使染疫者與親屬的關係出現兩種變異,一是染疫者得到親屬和社會的救濟,備感慰藉;二是染疫者被親屬和社會拋棄,深感無助。

　　這裡先探討政府、民間救助無力的情況下,染疫者被親屬

1　(明)溫純:《溫恭毅集》卷二十七〈報栗瑞軒〉,影印文淵閣《四庫全書》,第 1288 冊,集部,第 738 頁。
2　(明)劉麟:《清惠集》卷九〈與王南原〉,影印文淵閣《四庫全書》,第 1264 冊,集部,第 421 頁。

和社會拋棄時,染疫者與其的關係變異。明代疫災的染疫者常被家人、親友、鄰里和社會遺棄,無人照料,只能等死。

遺棄至親的例子。如永樂至景泰年間人鄭沂,浙江衢州府常山縣人,有一鄉人名叫王乙染上瘟疫,暴屍而死,在至親都不敢靠近掩埋的情況下,鄭沂卻準備了棺木掩埋死者,比親友還盡心[1];洪武年間,有位江西人叫張震。某年,其鄉大疫,其兄張宗益染疫病危,其家人也都病倒在床。這時,有傳言說這家人的屋裡有怪叫聲,疑有鬼神作怪,親友子弟都不敢上前照顧。張震不顧傳言和染疫的危險,獨自前去照料。有人勸張震避風險,他說:「這是我的兄弟啊,要是我棄他而去的話,就是有鬼神存在,也會因為我離棄兄弟而嫁禍於我。」後來張宗益不幸死去,張震就幫忙料理喪事,直到其家人都痊癒了才離去[2]。

遺棄親屬的例子。如永樂十三年(1415)進士宋琰,家居鄉里時,以勇於行義聞名。某次瘟疫大作,其姑家受感染的人很嚴重,親朋、好友、鄉人大都遠遠避開,無上門探望者。宋琰說:「若此,噍類絕矣,患難不恤,何以親為!」於是親自歇宿其家,調治湯藥,以全活生者,死者則出地葬之,鄉閭為之感化[3];明初有位儒士,名叫吳嗣麟(孔昭),其「季父」

---

1 (明)李賢:《古穰集》卷十五〈贈文林郎江西道監察御史鄭君墓表〉,影印文淵閣《四庫全書》,第1244冊,集部,第645頁。

2 (明)王直:《抑庵文集・後集》卷二十八〈張宗震行狀〉,影印文淵閣《四庫全書》,第1242冊,集部,第141頁。

3 (明)焦竑:《玉堂叢語》卷一〈行誼〉,《四庫存目叢書》,第243冊,子部,

之子名叫吳孔性。一次，吳孔性家人幾乎都染上瘟疫，非常嚴重，遠近親友都絕跡，唯獨吳嗣麟親自上門，朝夕照顧[1]。

　　永樂年間進士張宗璉，其父名張彥忱，當其同宗族的人舉家染疫時，連向來親密的親友都躲避。張彥忱親自準備湯粥，每天看望三四次，連夜裡也加以照料，眾人都阻止他，怕染上瘟疫。張彥忱解釋道：「我做我的好事，哪裡在乎什麼鬼神的侵害呢？連道路旁邊的樹木都能使人陰涼，人與人之間卻不能互相照顧了嗎[2]？」

　　遺棄鄰居、鄉里中的染疫者。如元末明初人「處士」韓性，浙江寧波府鄞縣人，在鄉里以樂善好義聞名。某年鄉里大疫，鄉人都相互告誡，不要去染上瘟疫的人家。而韓性則帶上醫生去治療患者，甚至將患者抬到自己家裡治療，直到痊癒之後才打發回家。對自己的慈善行為，韓性沒有表露出驕傲之態，不求回報，鄉人都稱其為長者[3]；明代前期有個叫蕭旺的人，廣東惠州人。其鄰居徐姓一家染疫，死者就有十幾口人，其他人紛紛外出躲避。該家人的祖母年老有疾，腿腳不便移

第 7 頁。

1　(明)梁潛：《泊庵集》卷十一〈故竹亭先生吳孔昭墓誌銘〉，影印文淵閣《四庫全書》，第 1237 冊，集部，第 374 頁。

2　(明)楊士奇：《東里集‧續集》卷三十一〈贈承德郎左春坊左中允張君墓表〉，影印文淵閣《四庫全書》，第 1238－1239 冊，集部，第 64 頁。

3　(明)貝瓊：《清江文集》卷三十〈故韓處士碣銘〉，影印文淵閣《四庫全書》，第 1228 冊，集部，第 496 頁。

動,有至親從其門口經過,因怕傳染也不願上前照顧[1];景泰七年(1456)十月,湖廣黃梅縣上奏,當年春夏季節,瘟疫大作,「有一家死至三十九口,計三千四百餘口。有全家滅絕者計七百餘戶,有父母俱亡,而子女出逃,人懼為所染,丐食則無門,假息則無所,悲哭慟地,實可哀憐[2]」。

遺棄同鄉的例子。如洪武年間,孫貞任南京國子監博士。有位叫楊伯震的長蘆鹽運副使是其同鄉,當時因罪出獄,正好染上瘟疫,面無人色,病情非常嚴重。楊伯震被抬到了孫貞家門口,想要在孫貞家裡暫居。孫貞的鄰居怕被傳染,於是唆使孫貞的家人拒絕楊伯震。楊伯震無奈,只得露宿在某祠堂下,非常淒慘。孫貞回家得知這個消息,感嘆道:「人各有命,生死難道一定是因為被疾病傳染嗎?」連忙請人將楊伯震抬回家居住,最終楊伯震因為受照料得當,得以痊癒[3]。

遺棄流民的例子。如成化年間,不少荊襄流民「械歸故里」,正值暑天高溫。流民中不少人,因為飢渴而死,妻女被掠,瘟疫盛行。遞運的船夫由於害怕被流民傳染,竟故意將舟鑿沉[4]。

在疫災時或疫災後,沒有得到政府有力救濟和蠲免的地

---

1 (明)邱濬:《重編瓊台藳》卷二十〈學拙先生傳〉,影印文淵閣《四庫全書》,第1248冊,集部,第410頁。
2 《明英宗實錄》卷二七一,景泰七年十月癸卯條,第5740頁。
3 (明)焦竑:《國朝獻徵錄》卷七十三〈國子監博士孫貞傳〉,吳湘湘主編《中國史學叢書》,臺北:臺灣學生書局印行,1984年12月再版,第3166頁。
4 《明孝宗實錄》卷四八,弘治四年二月庚午條,第973頁。

區,民眾的負擔更重,往往非常艱難無助。如明代景泰年間的名臣于謙,在詩文裡曾記載自己在延津縣見到的災民得不到救助的情形:

「縣治蕭條甚,疲民疫病多。可憐官失職,況是歲傷和。

　　空廩全無積,荒田更起科。撫安才智短,獨立奈愁何[1]。」

弘治六年(1493)進士顧清,曾經記載某年自己家鄉「水後疫癘盛行」,原任的官員離去後,中央派來的官員卻改變救災政策,「部使者方加稅,督責甚嚴」,使民生艱苦[2];正德五年(1510),南直隸大飢,出現「怨氣熏蒸疫乃大作,小民死者百餘萬人,餓莩滿野,屍闐於川」的慘景。時人魏校把政府救濟的不力,歸過於「逆(劉)瑾擅朝」,認為是當地官員畏懼劉瑾,而不加救濟。疫災之後,該地又出現「比歲恆歉」、「今茲歲凶」的情況。魏校認為,若再不加蠲免賦稅或施加救濟,就會出現「周餘黎民,靡有子遺矣」的慘狀了[3]。

成化八年(1472),狀元吳寬曾作詩〈民病春疫〉記載家鄉長洲的災情:

1　(明)于謙:《忠肅集》卷十一,影印文淵閣《四庫全書》,第1244冊,集部,第354頁。
2　(明)顧清:《東江家藏集》卷十一〈浣溪沙〉,影印文淵閣《四庫全書》,第1261冊,集部,第430頁。
3　(明)魏校:《莊渠遺書》卷三〈與張巡撫〉,影印文淵閣《四庫全書》,第1267冊,集部,第727頁。

「吳田連熟事非真,半在官倉半在人。疲憊滿村春病疫,石湖詩裡嘆吾民[1]。」

在這兩種情況下,政府救濟和民間救助都很無力,民眾的可憐無助,可以想見。

五、慰藉的心理:感恩皇上,讚嘆皇上

當明代的民間救助和政府救濟表現活躍時,災民往往獲得生的希望,其內心的慰藉之情,可以想見。

明朝政府採取了及時報災機制、免除正官朝覲、派員賑濟與預備倉等專用救災資金儲備,並創建整頓太醫院、醫學與惠民藥局等官方醫療機構。災害中,常常綜合採用施藥、施粥、助葬(掩埋屍骨、創建義冢、給予死者簡易棺木或葬具,甚至將疫死者屍骨還鄉)、直接發放錢糧等物給災民、推廣有效藥方、疏散人群和畜群、改善衛生、動員民間慈善力量等手段。疫災後,又量情減輕或減免地方賦稅、繇役、軍役負擔,贖還被賣男女,制止疫區犯罪,移民到疫區,招撫流民復業等手段,穩定疫區的社會經濟,此處從略,後面有例證可解釋。

參與疫災救助的民間力量和群體,可以劃分為兩個層次,即親屬血緣社會關係之間的救助,與非親屬地緣社會關係之間的救助。民間力量和群體的救助手段,主要有給予醫藥、合適

---

[1] (明)吳寬:《家藏集》卷二十六〈民病春疫〉,影印文淵閣《四庫全書》,第1255冊,集部,第197頁。

的飲食、隨時的看護、人力的支持、施藥、施粥、募捐資金和糧食、掩埋疫死者屍骨、給予簡單的棺木或葬具、創建義冢、收養遺孤等方面。

親屬血緣社會關係之間的救助極為常見,在瘟疫嚴重,染疫者無力自我救護時,由於特殊的親疏關係,使親屬關係成為疫災救助的重要力量。

父子之間的救助,如洪武初年殷奎,南直隸蘇州府崑山縣人,有一年秋季,其鄉里爆發瘟疫,該病的主要症狀就是「腹痢之疫」,幼兒尤其易染此病,嚴重到「十戶而八九」的人家死者相繼。殷奎之子染疫之後,病情非常危險,有好幾次都處於生死邊緣,多虧有位許姓醫生醫術高明,才得以痊癒。殷奎為此,還特意稱讚醫生「參陰陽之運,贊造化之功,肉朽骨,生死魄。其效可使父不戚子、兄不戚弟、老不戚少,有蕃祉眉壽之樂,而無劄瘥夭昏之憂者。其德於世何如也[1]」;永樂八年(1410)春,某地瘟疫大行,民眾都很畏懼,「杜門絕火」以避之。有位叫鮑仲斌的人染上瘟疫,多虧其二子鮑永懷、鮑永和「朝夕不離側、寢食幾廢」般的照料,才得以康復[2]。

夫婦之間的救助。如有一海寧衛戍卒名叫李政,常在外經商,弘治八年(1495)因染疫回家。由於病情嚴重,告誡其妻

---

[1] (明)殷奎:《強齋集》卷二〈贈醫師許君仲方序〉,影印文淵閣《四庫全書》,第1232冊,集部,第398頁。
[2] (明)唐文鳳:《梧岡集》卷六〈孝思堂記〉,影印文淵閣《四庫全書》,第1242冊,集部,第612頁。

不要靠近，以避傳染。其妻李婦說：「夫婦身命相連，夫死我絕不獨生。」連續六個晝夜細心照料，侍奉湯藥，可惜還是沒能挽回李政的生命[1]。

母子、兄弟之間的救助。如正德年間，有翰林檢討陳寰致仕家居。其母譚淑人一次染疫，陳寰「不解衣而扶侍者月餘，衣廁褕垢生蟣，貌損髮盡白」，細心照料其母，得以痊愈[2]；明代中期（可能是嘉靖時人），曾任廣東高州府的徐姓知府，其大母和繼母曾經「疫痢大作」，不少家人都被傳染。二母已經奄奄一息之際，家人以為無救，紛紛躲避。唯獨徐知府獨身周旋其間，細心照料，二母才得以轉危為安[3]；宣德至正德間，有一徽州歙縣人，名叫黃資，其汪母和二弟黃義俊曾染疫。黃資親自熬取湯藥，晝夜伺候，不敢怠慢。有人勸他稍避嚴疫情，他說：「我怎麼能夠棄離我的骨肉和親人，苟且偷生呢！」所幸，黃資最終沒有染疫[4]。

已各自立戶的兄弟之間救助的例子。如明代中後期，與婁堅同時代有一位處士，名叫宣孝先。某歲當地大疫，其「仲

1　（明）張寧：《方洲集》卷二十六〈李婦傳〉，影印文淵閣《四庫全書》，第1247冊，集部，第568頁。
2　（明）王世貞：《弇州四部稿》卷八十一，影印文淵閣《四庫全書》，第1279－1284冊，集部，第340頁。
3　（明）王世貞：《弇州四續稿》卷一百十一〈廣東高州府知府致仕進階中憲大夫東山徐公墓誌銘〉影印文淵閣《四庫全書》，第1283冊，集部，第569頁。
4　（明）顧清：《東江家藏集》卷三十〈尚德處士黃君墓誌銘〉，影印文淵閣《四庫全書》，第1261冊，集部，第714頁。

兄」一家幾乎都染上瘟疫,其嫂病危,多虧他的照顧才得以痊癒[1];正德四年(1509)辭世的一位南直隸人,名叫王齊玉。其弟曾經染疫,家人「舉室潛逃」。唯有當哥哥的王齊玉朝夕照料。有人勸他躲避瘟疫,他說:「弟弟是我同胞啊,我怎麼能離開呢?」親自煮藥治療其弟。後弟死,又為其料理喪事。當時,兄弟的子女還很幼小,王齊玉照顧有加[2]。

姑侄之間的救助。如永樂至正統之間的名臣楊士奇,也有故事可講。早年弱冠之時,其姑家全家染疫,平時的親戚朋友無人上門探視。楊士奇說:「姑姑可是與我父親同胞的親人啊,怎麼能不管不顧呢?」於是至其家照料約半個月,灑掃門戶,調治湯粥[3];成化至隆慶年間人陸氏,其夫曾任刑科給事中。陸氏未出嫁時,有位嫁給張氏的祖姑回陸家省親,結果疫情發作,幸虧陸氏「日為侯視扶掖」才得以痊癒[4]。

叔侄之間的救助。如明初有位儒士,名叫吳嗣麟(孔昭),其季父之子名叫吳孔性。有一次,吳孔性家人幾乎都染上瘟疫,病情非常嚴重,遠近親友都與之絕跡。唯獨吳嗣麟

1　(明)婁堅:《學古緒言》卷十〈處士宜孝先墓誌銘〉,影印文淵閣《四庫全書》,第1295冊,集部,第126頁。
2　(明)林文俊:《方齋存稿》卷八〈明贈文林郎莆田縣知縣坦庵王公暨配孺人黃氏墓誌銘〉,影印文淵閣《四庫全書》,第1271冊,集部,第822頁。
3　(明)焦竑:《國朝獻徵錄》卷十二〈東里先生小傳〉,吳湘湘主編《中國史學叢書》,臺北:臺灣學生書局印行,1984年12月再版,第402頁。
4　(明)王世貞:《弇州四部稿》卷九十二,影印文淵閣《四庫全書》,第1279－1284冊,集部,第488頁。

親自上門,朝夕照顧[1]。與王世貞同時,有個叫何次的人,其叔伯有次染上瘟疫,幾乎死亡,多虧何次親自照顧才得以康復[2]。萬曆時人魏繼川,一次其叔父染疫,親戚族黨都相互告誡不要輕易靠近。而魏繼川卻冒著染病的危險,小心照料,使叔父得以康復[3]。

　　同族之間的救助。如永樂年間進士張宗璉,其父名張彥忱。當其同宗族的人舉家染疫時,連向來親密的親友都躲避。張彥忱親自準備湯粥,每天看望三四次,連夜裡也加以照料。眾人都阻止他,怕染上瘟疫。張彥忱解釋道:「我做我的好事,哪裡在乎什麼鬼神的侵害呢?連道路旁邊的樹木都能庇使人陰涼,人與人之間卻不能互相照顧了嗎?」[4]

　　正德十一年（1516）逝世的江西人劉述倫,其家殷富好義。其族人中有一「房孫」叫劉鑾卿,曾全家染疫,連續死亡多人,親戚都不敢探望。劉述倫把劉鑾卿接到自己家中,照料約半月基本上才康復。後又將他視如己出撫養成人,一直到能自立門戶[5]。

1　(明)梁潛:《泊庵集》卷十一〈故竹亭先生吳孔昭墓誌銘〉,影印文淵閣《四庫全書》,第1237冊,集部,第374頁。
2　(明)王世貞:《弇州四部稿‧續稿》卷一百二十六〈孝廉何次公墓表〉,影印文淵閣《四庫全書》,第1283冊,集部,第762頁。
3　(明)高攀龍:《高子遺書》卷十一〈魏繼川先生墓表〉,影印文淵閣《四庫全書》,第1292冊,集部,第664頁。
4　(明)楊士奇:《東里集‧續集》卷三十一〈贈承德郎左春坊左中允張君墓表〉,影印文淵閣《四庫全書》,第1238－1239冊,集部,第64頁。
5　(明)羅欽順:《整庵存稿》卷十三〈旌義冠帶介軒劉君墓誌銘〉,影印文淵

非親屬地緣社會關係之間的救助也較多,其中,同年之間的救助,如明初,有一人名叫郭紹,與同年黃以禮同行,黃以禮因為染疫,郭紹就細心照料,給以醫藥。後黃以禮病死,郭紹又為其殯殮,並將其棺材送回老家安葬[1]。

　　出門在外的同鄉之間的救助。如正德年間,有南直隸徽州府歙縣人曹深,時任南京兵部車駕司主事。其同鄉汪以正在南京國子監就學,不幸染疫,其鄉人都不肯探視。唯獨曹深到其居所,親自調治湯藥,一同起居了半月左右。汪以正自覺病重,病危之際擔心其唯一女兒的婚事。曹深慨然表示,願意聘其女兒為自家媳婦。汪以正死後,曹深果然實踐了自己的諾言,然幾個月後,曹深也不幸染疫而死,可能就是被汪以正傳染[2];景泰至正德年間,有一南直隸人姓劉,字希福,名已不可考,劉希福早年曾客居徐州。與他同住的人有一同鄉名叫葉蕙,不巧染上瘟疫。同屋的人都趕緊避開,幸虧劉希福細心照料,「治藥省視,久不倦」,葉蕙才得以康復[3]。

　　同學之間的救助。如大約成化年間,有一湖廣人,名叫

閣《四庫全書》,第 1261 冊,集部,第 176 頁。

1　(明) 林俊:《見素集》卷十七〈明進中順大夫致左長史事抱獨郭先生墓誌銘〉,影印文淵閣《四庫全書》,第 1257 冊,集部,第 175 頁。

2　(明) 焦竑:《國朝獻徵錄》卷四十三〈南京兵部車駕清吏司主事歙縣曹公深墓誌銘〉,吳湘湘主編《中國史學叢書》,臺北:臺灣學生書局印行,1984 年 12 月再版,第 1809 頁。

3　(明) 祝允明:《懷星堂集》卷十八〈劉介翁墓誌銘〉,影印文淵閣《四庫全書》,第 1260 冊,集部,第 626 頁。

何正,曾在國子監當生員。何正與李文穎、韓廷器友善,後來京師大疫,韓、李二人都臥病在床。多虧何正每日悉心照料,侍候湯藥,韓廷器才得以康復,而李文穎不幸身亡,何正又買棺材為之殯殮守喪。韓廷器被何正的情誼感動,兩家結為了姻親[1]。

鄰居之間的救助。如明初,大約正統之前,有位叫李揆的人,行醫鄉里。某年,其鄉里大疫,有一戶劉氏大姓,全家染病。親友鄰居害怕傳染,無人敢去探視,連醫生都不願意去患者家裡。李揆得知後大為感慨:「大家都是同鄉人,患難相恤才是好義的行為,怎麼能夠坐視死亡呢?」於是親自帶上藥物,和一位老僕人主動到其家歇宿,早晚細心照料。過了幾天,就治癒了病最重的人。李揆還勸說其親友鄰居照料劉家。一個月左右,所有患疫的人都康復了,李揆這才回家,鄉人都稱道其義行[2];明初有一人名叫莫轅。其鄰居有一戶馬姓人家,全家染疫而死,只剩下一幼子存活。其他人害怕染疫上身,不敢收留。莫轅就收留小孩,並撫養其成人[3]。

鄉里之間的救助。如洪武年間,靖江府有位羅紀善,鄉里曾有染疫者,大家都躲避,而這位羅紀善不避瘟疫,上門照

1 (明)顧清:《東江家藏集》卷三十〈故涿州知州何公墓誌銘〉,影印文淵閣《四庫全書》,第1261冊,集部,第703頁。
2 (明)楊榮:《文敏集》卷二十四〈故盤洲李處士墓誌銘〉,影印文淵閣《四庫全書》,第1240冊,集部,第381頁。
3 (明)吳寬:《家藏集》卷五十八〈莫處士傳〉,影印文淵閣《四庫全書》,第1255冊,集部,第544頁。

顧，所幸沒有染疫[1]。

　　正統六年（1441）辭世的工部屯田郎中余汝弼，早年家居時，鄉里曾大疫。不少患者無親友願意照顧，余汝弼就煮粥一家一家送去，有死者就為之掩埋[2]。成化六年（1470）逝世的一位南京人，名叫羅衡，以好義聞名。其鄉里曾數次發生大疫，羅衡多次不避危險，前去救濟，據記載「賴以全活者凡若干人」[3]；

　　最極端的例子，可算孝女割肝救母了。天順四年（1460），浙江杭州府仁和縣女子楊泰奴，在其母「疫病不愈」的情況下，自殘割肝以盡孝道，治療母親的疾病，母親因此湊巧痊癒[4]。有如此孝女，染病之母怎能不深感欣慰呢？

六、感恩的心理：朱元璋的補償

　　民間的救助行為，常受到受惠的災民或其他民眾的道德讚揚。如洪武年間，「處士」楊誠，其家為富民，某年帶領鄉人服役興修水利。當時正處嚴冬，飢窮疾疫的人不少，楊誠於是「捐薪米以給之，施藥餌以療之」，被資助者十分感激，爭先赴

1　（明）楊士奇：《東里集・續集》卷十一〈靖江府紀善羅君墓表〉，影印文淵閣《四庫全書》，第12397冊，集部，第62頁。
2　（明）王直：《抑庵文集》卷九〈工部屯田郎中余君墓誌〉，影印文淵閣《四庫全書》，第1241冊，集部，198頁。
3　（明）岳正：《類博稿》卷十〈明故樂閒先生羅公墓表〉，影印文淵閣《四庫全書》，第1246冊，集部，第453頁。
4　（清）張廷玉：《明史》卷三百一〈列女一・楊泰奴傳〉，第7701頁。

役，水利很快完工[1]。

元末明初人「處士」韓性，浙江寧波府鄞縣人，在鄉里以樂善好義聞名。某年鄉里大疫，鄉人都相互告誡不要去染疫的人家裡。而韓性則帶上醫生去治療患者，甚至將患者抬到自己家裡治療，直到痊癒之後才打發回家。對自己的慈善行為，韓性沒有表露出驕傲之態，不求回報，鄉人都稱其為長者[2]；永樂十三年（1415），進士宋琰家居鄉里時，以勇於行義聞名。某次瘟疫大作，其姑家受感染的人很嚴重，親朋好友、鄉人都遠遠避開，無上門探望者。宋琰說：「若此，噍類絕矣，患難不恤，何以親為！」於是親自歇宿其家，調治湯藥，以全活生者。死者，則出地葬之，「鄉閭為之感化」[3]；宣德年間，明朝宗室靈丘王朱遜烇雖然「為人驕佚」，但「聰敏多能，精通醫道，歲疫施藥活病，遇井投之」，鄉民都很感激[4]；成化年間，廣東瓊州府臨高縣醫學訓科邱源，在瘟疫爆發的年份，曾經出私財「施棺數百具，人謂其有先祖遺風」[5]；成化二十三年

1　（明）李時勉：《古廉文集》卷十〈楊處士道存墓誌銘〉，影印文淵閣《四庫全書》，第 1242 冊，集部，第 859 頁。
2　（明）貝瓊：《清江文集》卷三十〈故韓處士碣銘〉，影印文淵閣《四庫全書》，第 1228 冊，集部，第 496 頁。
3　（明）焦竑：《玉堂叢語》卷一〈行誼〉，《四庫存目叢書》，第 243 冊，子部，第 256 頁。
4　（明）何喬遠：《名山藏》卷三十七〈分藩記二〉，《續修四庫全書》，第 425－427 冊，史部，第 256 頁。
5　（明）丘浚：《重編瓊台藁》卷二十三〈先兄臨高縣醫學訓科公壙志〉，影印文淵閣《四庫全書》，第 1248 冊，集部，第 481 頁。

(1487)進士吳廷舉，曾經和羅玘交好，「兄事之」。後羅玘「病痢，僕疫而死」，多虧吳廷舉的悉心照料，「為煮粥，負之登廁，一晝夜十數反」，羅玘才得以痊癒。後羅玘中進士，常對人說：「玘四十前生我者父母，四十後獻臣生我也[1]。」

明初，大約正統之前，有位叫李揆的人行醫鄉里。某年，鄉里大疫，有一戶劉氏大姓全家染病。親友鄰居害怕傳染，無人敢探視，連醫生都不願意去患者家裡。李揆得知後大為感慨：「大家都是同鄉人，患難相恤才是好義的行為，怎麼能夠坐視死亡呢？」於是親自帶上藥物，和一位老僕人主動到其家歇宿，早晚細心照料。過了幾天，就治癒了病最重的人。李揆還勸說其親友鄰居照料劉家。一個月左右，所有患疫的人都康復了，李揆這才回家，鄉人都稱道其義行[2]。

還有個特別的例子，就是明太祖朱元璋對劉繼祖和婁氏夫婦一家的感恩回饋。朱元璋十七歲時，飢疫大作，父母和三兄都因此死亡，他才托身皇覺寺為寺僧。多虧劉繼祖和婁氏夫婦一家免費送了一塊葬地，朱元璋的父母兄弟才得以安葬。後朱元璋稱帝，特追贈劉繼祖為義惠侯，婁氏為義惠侯夫人，表報恩之情[3]。

---

1 （明）崔銑：《洹詞》卷十二〈吳尚書傳〉，影印文淵閣《四庫全書》，第1267冊，集部，第658頁。

2 （明）楊榮：《文敏集》卷二十四〈故盤洲李處士墓誌銘〉，影印文淵閣《四庫全書》，第1240冊，集部，第381頁。

3 （明）朱元璋：《明太祖文集》卷三〈追贈義惠侯夫人婁氏誥〉，影印文淵閣《四庫全書》，第1223冊，集部，第24頁。

在疫災中，民眾對救濟得力的官員，常立祠、立碑道德讚揚，或積極參與政府工程以示感恩之情。如成化十四年（1478），進士史英曾任棗強縣令。在官期間，曾「出俸買藥以療瘟疫者，蓋千有餘人」，還有其他不少德政。因此在史英離任後，棗強縣民眾專門為他「立去思碑」[1]；工部主事費瑄，於成化間奉命管呂梁洪，「築石壩扞水以通漕舟，作石堤以便輓者，歲省修堤草束役錢各三十餘萬」，「又時旱疫，瑄設法賑濟所全活眾」，以至「民思之私為立祠」。嘉靖二年（1523）四月，知州張淮上請於禮部為費瑄立祠，覆議後得到批准[2]。

　　張鐸，金陵人，嘉靖二十年（1541），以翰林庶吉士授監察御史，巡按遼東時，銳意經略，規度要害，「積粟幾六萬餘斛，貯遼陽預備倉，為將來兵荒之需」。十年後，遼陽遭遇大水，出現「疫癘繼作，至人相食，虜患頻仍」的災情，全靠張鐸重視預備倉的建設，民眾才得到賑濟，張鐸也因「思患預防之功，人咸謳思之」，後被立祀於廣寧名宦祠[3]；明人李贄曾記載，嘉靖年間，李中溪曾在荊州任官。當時明世宗「駕幸承天」，當地官員不能合理照料役者，以至「縴夫走渴，疫死無數」，多虧李中溪「先期市藥材，煮參著，令置水次」，才使役

1　（明）焦竑：《國朝獻徵錄》卷之九十二〈河南按察司副使史公英墓誌銘〉，吳湘湘主編《中國史學叢書》，臺北：臺灣學生書局印行，1984年12月再版，第4020頁。
2　《明世宗實錄》卷二五，嘉靖二年四月甲申條，第712頁。
3　（明）焦竑：《玉堂叢語》卷四〈獻替〉，《四庫存目叢書》，第243冊，子部，第72頁。

無病者。後來，李中溪主持築堤障江的工程，曾受小惠的役者「人感公，爭出力，至於今賴焉」。李贄認為，李中溪所費藥費不過四五百金，而全活者以萬計，後又「卒致其力築堤，為荊人世世賴」這樣的結果，是李的仁心所致[1]；嘉靖三十六年（1557）進士梁夢龍，任河南副使時監督河工，當時出現「河上大暑疫」。梁夢龍出俸買藥，飲諸役徒，活數萬人，使河工保障了人力，得以迅速完成，梁夢龍也因此被升為河南右布政使[2]。

還有一種情況，在疫情爆發之時，罪輕的囚犯常被明朝官員酌情暫免繫獄，出外收保。疫災後這些囚犯自覺按期返回監獄，也可部分體現災民對政府救濟的感恩之情。明成化年間，任南京刑部尚書的周瑄，曾在夏季「暑疫」時，釋放罪輕者，與之約期聽候召喚，罪囚都歡呼而去。到了召喚的時候，據說沒有人失期違誤[3]。

嘉靖二十三年（1544），進士徐易曾任鄞縣縣令。某歲當地爆發「厲疫」，徐易放出獄囚，讓囚犯約期返回。到了約定的日期，囚犯竟然都守信回到獄中[4]。

---

1 （明）李贄：《焚書》卷三〈雜述‧李中溪告文〉，《四庫禁毀書叢刊》，第140冊，集部，第258頁。
2 （明）倪元璐：《倪文貞集》卷十四〈大宰梁鳴泉公傳〉，影印文淵閣《四庫全書》，第1297冊，集部，第178頁。
3 （清）張廷玉：《明史》卷一百五十七〈周瑄傳〉，第4298頁。
4 （明）李攀龍：《滄溟集》卷二十三〈徐給事中墓表〉，影印文淵閣《四庫全書》，第1278冊，集部，第466頁。

第七章 明朝人的瘟疫日記

七、憤怒的心理：南京懸屍案

　　疫災中或疫災後的民眾憤怒，主要表現在對政府救濟和民間救助的絕望，這裡有兩個例子值得分析回味。

　　正德五年（1510）三月，王守仁曾經記載了，江西吉安府廬陵縣，發生災民要求蠲免採辦銀兩而大鬧縣衙的事件。該縣連歲「旱災相仍，疾疫大作，比巷連村多至闔門而死，骨肉奔散不相顧療」，政府卻沒有因災減輕民眾賦役負擔，「幸而生者又為徵求所迫，弱者逃竄流離，強者群聚為盜，攻劫鄉村日無虛夕」，出現了「眾情忿怨」的局面。後有「鄉民千數擁入縣門，號呼動地」、「大意欲求寬貸」。在民變即將爆發的關頭，該縣官員「只得權辭慰解諭，以知縣自當為爾等申請上司，悉行蠲免」。鄉民聽到減免賦役的消息後，才漸漸離去。後來，上級官員才特別批准該縣採辦銀兩，「特賜寬容，悉與蠲免」，而沒有在事發前穩定民眾的官員，被罷歸田里[1]；嘉靖二十九年（1550）二月，南京振武營兵變，殺督儲侍郎黃懋官，並「懸其屍於大中橋牌坊上」。兵變原因在於，當時南京大疫，死者甚眾，各衛支糧時，軍士有死者則報開糧，黃懋官侍郎見各衛糧數內無開糧者，就怒責掌印指揮：「各衛死人，汝衛中獨不死人耶？」此語宣傳里巷，又加上軍士娶妻收妻糧者，每一查勘，動經數月，所以軍士怨入骨髓，明人何良俊也認為黃侍

1　（明）王守仁：《王文成全書》卷二十八〈廬陵縣公移〉，影印文淵閣《四庫全書》，第 1265－1266 冊，集部，第 757 頁。

郎之死實不為過[1]。

這兩個例子說明，得不到政府救濟的民眾的憤怒情緒，會透過暴力來表達。

八、消沉的心理：沒有病死，卻憂鬱死

疫災中或疫災後的民眾，尤其是在家人中有死者時，對待悲痛的態度有二：一種是心態變得消沉，對人生感到絕望；另一種就是振作，迎接新生活。

消沉心態的表現。如生員沈啓南之母潘氏，嘉靖至萬曆年間人，出嫁後不久喪夫。但潘氏並未因此消沉，積極操持家務。後來沈啓南的從弟家大疫，潘氏視為己子的侄兒、侄媳及其子女都因此死亡。潘氏命其子沈啓南埋葬死者，並哭曰：「天乎，乃遂斬我潘，使我不終惠於外家乎？」潘氏從此「意惘惘不樂，以至屬疾」。潘氏本來就信奉佛教，到了母五十多歲時更是常表示「吾旦暮人耳，安能以身受錐刀役」，從此不理家事，沈迷於佛事中，甚至被人騙去財物[2]。潘氏對生活的消沉，與親人疫死關係密切；嘉靖三年（1524），因為正德末年頻歲凶歉，和「時疫流行、人死過半」的雙重打擊，南直隸各衛所的屯田，出現了無人耕種的情況，「南京鎮南等衛、坐

---

1 （明）何良俊：《四友齋叢說》卷十二〈史八〉，《續修四庫全書》，第 1125 冊，子部，第 592 頁。
2 （明）王世貞：《弇州四部稿‧續稿》卷一百八〈沈母潘孺人墓誌銘〉，影印文淵閣《四庫全書》，第 1279－1284 冊，集部，第 526 頁。

落江浦等屯,行數十里,俱是曠地,菼莽極目,不勝淒涼」。由於糧稅無法豁免,稅糧「俱係眾戶賠補,賠補愈重,逃亡愈多。逃亡賠補,反復相因,勢不能已」。方日乾感嘆:「屯政之弊,至今極矣[1]。」

流民日益增加,也可看做源於現實生活的苦楚與消沉。消沉心態的極端例子,無如疫死者家庭中的生者,憂鬱而死或女性殉節。如嘉靖十二年(1533),「吳楚」大疫,人多死者,明人顧璘之友王欽佩的妻子張氏,於當年三月疫死,後四月二日其母「太安人」相繼疫死。王欽佩不勝悲痛,日:「天乎奚生?」王欽佩此後曾三次嘗試自殺,並「畀臥棺下,蓬跣嗚嗚,吊者莫不哭」,非常淒慘。顧璘因此叫王欽佩的幾個兒子,遷移到另一間不放棺材的屋子居住。王欽佩因為悲痛和憂鬱,只「日進勺粥」,飲食失節。數月後,王欽佩患上一種時人稱作「伏梁鬱」的疾病,病入膏肓,第二年王欽佩竟然因此而死[2];劉氏,博平吳進學妻。楊氏,吳進學之弟吳進性之妻。吳進學最先疫死,在其安葬後,其妻劉氏竟然於當夜在吳進學的墓地自縊身死。不久,吳進性也疫死。吳進性之妻楊氏也是「一慟幾絕」。吳進性之母想要將楊氏改嫁。楊氏說,我怎麼能不如兄嫂一樣殉節呢?於是楊氏也自縊而死[3]。劉氏之

1 (明)陳子龍等輯:《明經世文編》卷之二百十〈方侍御奏疏·撫卹屯田官軍疏〉,北京:中華書局,1962年版,第2201頁。
2 (明)顧璘:《顧華玉集·息園存稿文》卷五〈王太安人吳氏墓誌銘〉,影印文淵閣《四庫全書》,第1263冊,集部,第526頁。
3 清)張廷玉:《明史》卷三百二,第7731頁。

死，主要是悲痛所至；楊氏之死，似乎既是悲痛所致，也是受傳統女性節烈觀的影響。

九、振作的心理：寡婦扶養五個小叔的勵志故事

振作心態的表現。如成化二十二年（1486），明人羅欽順的姻丈曾汝厚有二子，名叫曾瑛和曾璥，不幸於數日之間疫死，男性家屬只剩下一個孫子曾旦。曾旦年幼，其祖父曾汝厚慟哭欲絕，表示：「吾老矣，而天降茲酷罰。吾將疇依壯者，且不保是屢然者，其又可恃邪？」當時，曾旦之母蕭氏二十三歲，沒有被悲痛打倒，反而找機會安慰公公。蕭氏表示，雖然丈夫曾瑛過世，公公也年老，但只要媳婦還在，公公就不用擔心。蕭氏還表示，若有再嫁的念頭，不能守寡守節，就讓「神明殛之」。曾汝厚因此重燃希望，「雪涕而興曰：新婦能然，吾有望矣」。蕭氏沒有採取自縊而死的消極態度，而是「屏絕膏沐，避遠嫌疑。恆獨處深閨，勤紡績以助甘脂，日謹視其遺孤而隨事訓飭之」，直到其子曾旦成人成才。蕭氏的鄉人認為她「秉節堅貞」，值得旌表於鄉間。曾旦也很孝順，特修建幾間新屋給蕭氏居住，並為其屋上匾，名曰「節孝」[1]；曾氏，泰和長溪人，萬安夏雲簫之妻。正統十一年（1446），夫家大疫，夏雲簫的父母和另外幾位家人都相繼死亡。大疫之後，只剩下夏雲簫、曾氏夫婦二人，以及另外五位小叔。夏家的處境非常

---

[1] （明）羅欽順：《整庵存稿》卷二〈節孝堂記〉，影印文淵閣《四庫全書》，第1263冊，集部，第112頁。

艱難，所謂「門戶狼籍不可支。過者傷心」。曾氏和夏雲簫夫婦二人，沒有被悲痛和困難壓垮。曾氏勤懇勞作紡織，節儉持家，照顧五位小叔的生活，並教育成人。曾氏之家，在夫婦二人努力之下，終於熬過了困難時期，成為富裕之家。五位小叔成人後也都有出息，所謂「五叔亦擁雄名，嶄出邑里自能權子母為居積」[1]。

這兩個例子中的疫災之家，就是積極應對未來生活的明證。

以上九方面的分析，基本是從時間縱向的角度剖析，使我們能基本上了解明代疫災中普通民眾的心態。如果進一步發掘明代史料，尤其是文集、筆記小說和方志，一定能有更加豐富的認識。

但不少心態難以分界，如恐懼、非理性、理性等心態，可能始終貫串於普通民眾中，可以將疫災中普通民眾的心理分為兩大類。第一大類是消極心態，如非理性之民眾、恐懼之民眾、無助之民眾、憤怒之民眾和消沉之民眾可歸為此類；第二大類是積極的心態，如理性之民眾、慰藉之民眾、感恩之民眾和振作之民眾。這兩大類心態的產生，主要與以下四個方面的因素有關：疫災中醫學救助的有效性、政府救濟和民間救助的有效性、民眾群體中醫學常識的多寡、民眾群體的心態是否堅強。如前文所舉例子，可以推知，明代疫災中普通民眾的消極

---

[1] 黃宗羲：《明文海》卷四百六十八〈蕭孺人行狀〉，影印文淵閣《四庫全書》，第 1453 － 1458 冊，集部，第 658 頁。

心態,無助於應對疫情,只會加重災難;而積極心態,有助於控制、緩和明代社會的疫情。

　　綜上所述,社會人口變遷、社會經濟變遷、社會政治變遷和社會心態變遷四方面具有辯證關係,四者共同構成大疫中的明代社會變遷。需要說明的是,這些變遷對某一地區來說是綜合性的;但從整個明代政區來看,就僅僅是局部性的社會變遷。不過,從社會變遷的角度來看,可以為考察明代大疫與社會的關係,提供一個全新的視角。

附錄：大疫史料出處

一、江西資料出處

《明太祖實錄》卷七十四，洪武五年六月丙戌條。
《明太宗實錄》卷八十三，永樂六年九月乙丑條；《明太宗實錄》卷一〇一，永樂八年二月庚戌條；《明太宗實錄》卷一一一，永樂八年十二月甲辰條；《明太宗實錄》卷二一二，永樂十七年五月戊辰條。
《明宣宗實錄》卷一一〇，宣德九年五月乙未條。
《明英宗實錄》卷一七〇，正統十三年九月甲午條。
《明英宗實錄》卷二一三，景泰三年二月戊辰條。
《明英宗實錄》卷二三八，景泰五年二月壬午條。
《明史》卷二十八〈五行一〉。

(明)《嘉靖九江府志》卷一〈祥異〉,《天一閣明代方志選刊》第 11 冊,臺北：新文豐出版公司印行,1985 年 7 月初版,第 567 頁。
《明孝宗實錄》卷一一八,弘治九年十月癸未條。
萬斯同《明史稿》卷三十八〈五行一・疾疫〉。
《明孝宗實錄》卷一九七,弘治十六年三月甲午條。
《明武宗實錄》卷一〇七,正德八年十二月甲辰條。
《明世宗實錄》卷二十八,嘉靖二年六月戊辰條。

二、南直隸資料出處

《明太祖實錄》卷七十五,洪武五年秋七月戊申條。
萬斯同《明史稿》卷三十八〈五行一・疾疫〉
《明英宗實錄》卷一六七,正統十三年六月乙亥條。
(明)《嘉靖徐州志》卷三《天文志》之〈災祥〉,吳湘湘主編《中國史學叢書》三編,臺北：臺灣書局印行,1987 年 6 月初版,第 211-217 頁。
《明英宗實錄》卷二四〇,景泰五年四月己亥條。
《明憲宗實錄》卷三十,成化二年五月己卯條。
《明憲宗實錄》卷五十六,成化四年七月庚辰條。
(明)《嘉靖宿州志》卷八〈雜志〉,《天一閣明代方志選刊》第 8 冊,臺北：新文豐出版公司印行,1985 年 7 月初版,第 206-207 頁。
《明武宗實錄》卷一四〇,正德十一年八月戊寅條。

(明)《嘉靖常熟縣志》卷十〈災異〉，吳湘湘主編《中國史學叢書》三編，臺北：臺灣書局印行，1987年6月初版，第1093-1096頁。
(明)《嘉靖池州府志》卷九〈祥異〉，《天一閣明代方志選刊》第8冊，臺北：新文豐出版公司印行，1985年7月初版，第387頁。
(明)《嘉靖壽州志》卷八〈災祥〉，《天一閣明代方志選刊》第8冊，臺北：新文豐出版公司印行，1985年7月初版，第598頁。
(明)《萬曆嘉定縣志》卷十七《雜記考》之〈祥異〉，吳湘湘主編《中國史學叢書》三編，臺北：臺灣書局印行，198年6月初版，第1071-1078頁。
(明)《正德常州府志續集》卷五〈宮室〉之〈祥異〉，吳湘湘主編《中國史學叢書》三編，臺北：臺灣書局印行，1987年6月初版，第222頁。
(明)《嘉靖徽州府志》卷二十二〈祥異卷〉，吳湘湘主編《中國史學叢書》初編第15輯《明代方志選》，臺北：臺灣書局印行，1987年6月初版，第444-446頁。
《名山藏》卷二十二《典謨記二十二·世宗肅皇帝一》。
《明世宗實錄》卷二十九，嘉靖二年七月丁丑條。
(明)《萬曆重修崑山縣志》卷八〈災異〉，吳湘湘主編《中國史學叢書》三編，臺北：臺灣書局印行，1987年6月初版，第695頁。
《明史》卷二十《本紀第二十·神宗一》。

三、北直隸資料出處

《明英宗實錄》卷二七八，天順元年五月丙子條。
《明憲宗實錄》卷九十一，成化七年五月乙亥條。
《明憲宗實錄》卷一一九，成化九年八月癸卯條。

(明)《隆慶趙州志》卷九〈災祥〉,《天一閣明代方志選刊》第 2 冊,臺北:新文豐出版公司印行,1985 年 7 月初版,第 534 頁。

(明)《嘉靖霸州志》卷九〈災異〉,《天一閣明代方志選刊》第 2 冊,臺北:新文豐出版公司印行,1985 年 7 月初版,第 637 頁。

(明)《嘉靖雄乘》卷下〈祥異〉第十,《天一閣明代方志選刊》第 3 冊,臺北:新文豐出版公司印行,1985 年 7 月初版,第 192 頁。

《名山藏》卷二十二《典謨記二十二‧世宗肅皇帝一》。

《明世宗實錄》卷二六一,嘉靖二十一年五月丁酉條。

《明世宗實錄》卷二九四,嘉靖二十四年正月己酉條。

《明世宗實錄》卷四〇九,嘉靖三十三年四月乙亥條。

《明世宗實錄》卷四九五,嘉靖四十年四月壬辰條。

《明世宗實錄》卷五四二,嘉靖四十四年正月乙丑條。

《明神宗實錄》卷一二三,萬曆十年四月乙巳條。

《明神宗實錄》卷一八六,萬曆十五年五月丙申條。

《萬曆廣宗縣志》卷八〈雜志〉,中國國家圖書館地方志家譜文獻中心編:《孤本舊方志選編》,線裝書局,第 176 頁。

《明神宗實錄》卷三四八,萬曆二十八年六月戊戌條。

萬斯同《明史稿》卷三十八〈五行一‧疾疫〉。

《崇禎實錄》卷十四,崇禎十四秋七月丁亥。

《明史》卷二十八〈五行一〉。

四、四川資料出處

萬斯同《明史稿》卷三十八〈五行一・疾疫〉。
《明孝宗實錄》卷九十一，弘治七年八月乙卯條。
（明）《嘉靖馬湖府志》卷七〈雜志〉，《天一閣明代方志選刊》第 20 冊，臺北：新文豐出版公司印行，1985 年 7 月初版，第 224 頁。

五、山東資料出處

《明太宗實錄》卷一〇六，永樂八年七月庚辰條。
《明英宗實錄》卷二七八，天順元年五月己丑條。
《明孝宗實錄》卷一二九，弘治十年九月乙巳條。
《明武宗實錄》卷七十八，正德六年八月乙丑條。
《崇禎武定州志》卷十一〈災祥〉，中國國家圖書館地方志家譜文獻中心編：《孤本舊方志選編》，線裝書局，第 183－186 頁。
《名山藏》卷二十二《典謨記二十二・世宗肅皇帝一》。
《明史》卷二十〈五行一〉。
《明神宗實錄》卷二六四，萬曆二十一年九月壬戌條。
萬斯同《明史稿》卷三十八〈五行一・疾疫〉。

六、河南資料出處

萬斯同《明史稿》卷三十八〈五行一・疾疫〉。
《明太宗實錄》卷一一六，永樂九年六月庚戌條。

《名山藏》卷二十二《典謨記二十二‧世宗肅皇帝一》。
(明)《嘉靖夏邑縣志》卷五〈災異〉,《天一閣明代方志選刊》第 14 冊,臺北:新文豐出版公司印行,1985 年 7 月初版,第 884 頁。
(明)《嘉靖尉氏縣志》卷四〈祥異〉,《天一閣明代方志選刊》第 15 冊,臺北:新文豐出版公司印行,1985 年 7 月初版,第 140 頁。
(明)《嘉靖魯山縣志》卷十〈災祥〉,《天一閣明代方志選刊》第 15 冊,臺北:新文豐出版公司印行,1985 年 7 月初版,第 140 頁。
《明神宗實錄》卷二六二,萬曆二十一年七月乙未條。
《明史》卷二十《本紀第二十‧神宗一》。

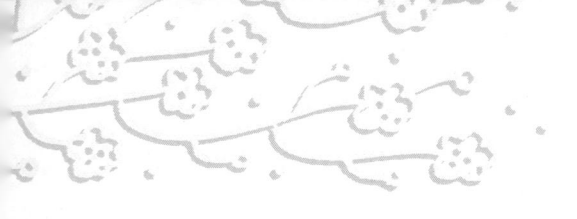

七、山西資料出處

萬斯同《明史稿卷三十八〈五行一‧疾疫〉。
《名山藏》卷二十二《典謨記二十二‧世宗肅皇帝一》。
《明史》卷二十《本紀第二十,神宗一》。

八、陝西資料出處

《明太宗實錄》卷一一七,永樂九年七月庚戌條。
《明宣宗實錄》卷九十七,宣德七年十二月丁亥條。
萬斯同《明史稿》卷三十八〈五行一‧疾疫〉。
《明英宗實錄》卷一四八,正統十一年十二月甲辰條。
《明英宗實錄》卷二五四,景泰六年六月戊寅條。

《明英宗實錄》卷三二七，天順五年四月辛卯條。
《明憲宗實錄》卷一一七，成化九年六月戊子條。
《名山藏》卷二十二《典謨記二十二・世宗肅皇帝一》。
《明世宗實錄》卷十一，嘉靖元年二月乙亥條。
《崇禎醴泉縣志》卷八〈雜志〉，中國國家圖書館地方志家譜文獻中心編：《孤本舊方志選編》，線裝書局，第801頁。
《明史》卷二十《本紀第二十・神宗一》。

九、浙江資料出處

（明）《萬曆黃岩縣志》卷七〈紀變〉，《天一閣明代方志選刊》第6冊，臺北：新文豐出版公司印行，1985年7月初版，第555－556頁。
（明）《嘉靖武康縣志》卷一〈邑紀〉，《天一閣明代方志選刊》第7冊，臺北：新文豐出版公司印行，1985年7月初版，第379頁。
《明史》卷二十《本紀第二十・神宗一》。

十、湖廣資料出處

《明太宗實錄》卷一四九，永樂十二年三月壬寅條。
（明）《嘉靖衡州府志》卷七〈祥異〉，《天一閣明代方志選刊》第18冊，臺北：新文豐出版公司印行，1985年7月初版，第105-106頁。
萬斯同《明史稿》卷三十八〈五行一・疾疫〉。
《明英宗實錄》卷七十四，正統五年十二月丁酉條。

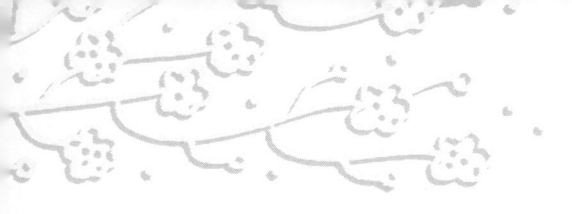

《明史》卷二十八〈五行一〉。
《明英宗實錄》卷二四二，景泰五年六月己亥條。
《明英宗實錄》卷二七一，景泰七年十月癸卯條。
《明英宗實錄》卷三三〇，天順五年七月乙巳條。
《明憲宗實錄》卷九十八，成化七年十一月己未條。
(明)《萬曆郴州志》第二十〈祥異紀〉，《天一閣明代方志選刊》第17冊，臺北：新文豐出版公司印行，1985年7月初版，第805-806頁。
《明憲宗實錄》卷一六五，成化十三年四月甲子條。
《明武宗實錄》卷十四，正德元年六月丙子條。
《明武宗實錄》卷三十三，正德二年十二月戊戌條。
(明)《嘉靖沔陽志》第一〈郡紀〉，《天一閣明代方志選刊》第16冊，臺北：新文豐出版公司印行，1985年7月初版，第381頁。

十一、貴州資料出處

《明宣宗實錄》卷八十六，宣德七年正月癸未條。
《明武宗實錄》卷十六，正德元年八月丙子條。
(明)《嘉靖思南府志》第七〈拾遺志〉，《天一閣明代方志選刊》第20冊，臺北：新文豐出版公司印行，1985年7月初版，第434頁。
(明)《嘉靖普安州志》卷之〈雜志〉，《天一閣明代方志選刊》第20冊，臺北：新文豐出版公司印行，1985年7月初版，第513頁。
《明神宗實錄》卷三七四，萬曆三十年七月癸亥條。

《明熹宗實錄》卷三十，天啓三年正月庚戌條。

十二、福建資料出處

(明)《嘉靖邵武府志》卷一〈天文〉，《天一閣明代方志選刊》第 10 冊，臺北：新文豐出版公司印行，1985 年 7 月初版，第 10 － 11 頁。

《明英宗實錄》卷一〇六卷，正統八年七月戊午條。

《明史》卷二十八〈五行一〉。

萬斯同《明史稿》卷三十八〈五行一・疾疫〉。

《明武宗實錄》卷三十三，正德二年十二月戊戌條。

《明武宗實錄》卷一三九，正德十一年七月戊申條。

《明武宗實錄》卷一五四，正德十二年十月戊寅條。

《明世宗實錄》卷三，正德十六年六月己酉條。

(明)《萬曆重修泉州府志》卷三十四〈雜志〉之〈祥異類〉，吳湘湘主編《中國史學叢書》三編，臺北：臺灣書局印行，1987 年 6 月初版，第 1787 頁。

十三、雲南資料出處

《明孝宗實錄》卷一九九，弘治十六年五月戊子條。

《明孝宗實錄》卷一八九，弘治十五年七月乙酉條。

十四、廣西資料出處

《明英宗實錄》卷二六六,景泰七年五月戊戌條。

萬斯同《明史稿》卷三十八〈五行一‧疾疫〉。

(明)《萬曆廣西通志》卷四十一〈雜紀四〉之〈災異〉,吳湘湘主編《中國史學叢書》初編第15輯《明代方志選》,臺北:臺灣書局印行,1987年6月初版,第847頁。

《明孝宗實錄》卷一七八,弘治十四年八月丙辰條。

《明武宗實錄》卷十七,正德元年九月丙戌條。

《皇明經世文編》卷一三一〈王文成公文集二(疏),奏報田州思恩平復疏〉。

十五、廣東資料出處

《明憲宗實錄》卷二一〇,成化十六年十二月壬申條。

(明)《嘉靖惠州府志》第一〈郡事紀〉,《天一閣明代方志選刊》第19冊,臺北:新文豐出版公司印行,1985年7月初版。

參考文獻

歷史文獻

[1] （清）永瑢：《四庫全書總目提要》，影印文淵閣《四庫全書》，第1－2冊，經部，1986—1990年上海古籍出版社重印臺灣商務印書館影印本。

[2] （明）黃佐：《泰泉鄉禮》，影印文淵閣《四庫全書》，第142冊，經部，1986—1990年上海古籍出版社重印臺灣商務印書館影印本。

[3] （清）吳偉業：《綏寇紀略》，影印文淵閣《四庫全書》，第363冊，史部，1986—1990年上海古籍出版社重印臺灣商務印書館影印本。

[4] （清）萬斯同《明史稿》，《續修四庫全書》，第331冊，史部，1994—2001年上海古籍出版社影印本。

[5] （清）張廷玉：《明史》，北京：中華書局1974年4月第1版。

[6] （清）谷應泰：《明史紀事本末》，北京：中華書局1977年2月第1版。

[7] 《明實錄》,臺北:中央研究院歷史語言研究所校勘影印本,1962年版。
[8] (明)何喬遠:《名山藏》,《續修四庫全書》,第425－427冊,史部,1994—2001年上海古籍出版社影印本。
[9] (明)余繼登:《皇明典故紀聞》,《續修四庫全書》,第428冊,史部,1994—2001年上海古籍出版社影印本。
[10] (明)焦竑:《國朝獻徵錄》,吳湘湘主編《中國史學叢書》,臺北:臺灣學生書局印行,1984年12月再版。
[11] (清)屈大均:《廣東新語》,《續修四庫全書》,第734冊,史部,1994—2001年上海古籍出版社影印本。
[12] (明)蕭崇業,謝杰:《使琉球錄》,《續修四庫全書》,第742冊,史部,1994—2001年上海古籍出版社影印本。
[13] (明)楊昱:《牧鑒》,《續修四庫全書》,第753冊,史部,1994—2001年上海古籍出版社影印本。
[14] (明)陳子龍,等:《明經世文編》,北京:中華書局,1962年版。
[15] (明)張瓚:《東征紀行錄》,《四庫存目叢書》,第46冊,史部,1994—1997年齊魯書社影印本。
[16] (明)王士性:《廣志繹》,《四庫存目叢書》,第251冊,史部,1994—1997年齊魯書社影印本。
[17] (清)李遜之:《崇禎朝野紀》,《四庫禁毀叢刊》,第6冊,史部,1997—1999年北京出版社影印本。
[18] (明)周暉:《金陵瑣事》,《四庫禁毀書叢刊補編》,第37冊,2004年北京出版社影印本。
[19] (明)陸深:《儼山集》,影印文淵閣《四庫全書》,第885冊,子部,1986—1990年上海古籍出版社重印臺灣商務印書館影印本。
[20] (明)鄭曉:《今言》,《續修四庫全書》,第425冊,子部,1994—2001年上海古籍出版社影印本。

[21] （明）何良俊：《四友齋叢說》，《續修四庫全書》，第1125冊，子部，1994—2001年上海古籍出版社影印本。

[22] ［22］（明）張岱：《夜航船》，《續修四庫全書》，第1135冊，子部，1994—2001年上海古籍出版社影印本。

[23] （明）戴冠：《濯纓亭筆記》，《續修四庫全書》，第1170冊，子部，1994—2001年上海古籍出版社影印本。

[24] （明）沈德符：《萬曆野獲編》，《續修四庫全書》，第1174冊，子部，1994—2001年上海古籍出版社影印本。

[25] （明）郎瑛：《七修類稿》，《四庫存目叢書》，第102冊，子部，1994—1997年齊魯書社影印本。

[26] （明）焦竑：《玉堂叢語》，《四庫存目叢書》，第243冊，子部，1994—1997年齊魯書社影印本。

[27] （明）施顯卿：《古今奇聞類紀》，《四庫存目叢書》，第247冊，子部，1994—1997年齊魯書社影印本。

[28] （明）龔斅：《鵝湖集》，四庫全書珍本，二集第353冊，子部。

[29] （明）艾儒略：《職方外紀》，影印文淵閣《四庫全書》，第594冊，集部，1986—1990年上海古籍出版社重印臺灣商務印書館影印本。

[30] （明）朱元璋：《明太祖文集》，影印文淵閣《四庫全書》，第1223冊，集部，1986—1990年上海古籍出版社重印臺灣商務印書館影印本。

[31] （明）宋）：《文憲集》，影印文淵閣《四庫全書》，第1223－1224冊，集部，1986—1990年上海古籍出版社重印臺灣商務印書館影印本。

[32] （明）貝瓊：《清江詩集·清江文集》，影印文淵閣《四庫全書》，第1228冊，集部，1986—1990年上海古籍出版社重印臺灣商務印書館影印本。

[33] （明）徐一夔：《始豐稿》，影印文淵閣《四庫全書》，第 1229 冊，集部，1986—1990 年上海古籍出版社重印臺灣商務印書館影印本。

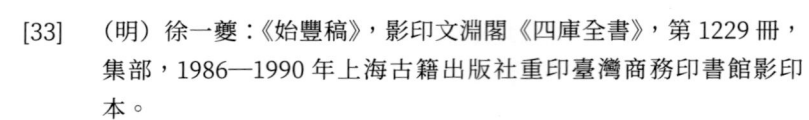

[34] （明）殷奎：《強齋集》，影印文淵閣《四庫全書》，第 1232 冊，集部，1986—1990 年上海古籍出版社重印臺灣商務印書館影印本。

[35] （明）梁潛：《泊庵集》，影印文淵閣《四庫全書》，第 1237 冊，集部，1986—1990 年上海古籍出版社重印臺灣商務印書館影印本。

[36] （明）楊士奇：《東里集·文集》，影印文淵閣《四庫全書》，第 1238 － 1239 冊，集部，1986—1990 年上海古籍出版社重印臺灣商務印書館影印本。

[37] （明）金幼孜：《金文靖集》，影印文淵閣《四庫全書》，第 1240 冊，集部，1986—1990 年上海古籍出版社重印臺灣商務印書館影印本。

[38] （明）楊榮：《文敏集》，影印文淵閣《四庫全書》，第 1240 冊，集部，1986—1990 年上海古籍出版社重印臺灣商務印書館影印本。

[39] （明）王直：《抑庵文集》，影印文淵閣《四庫全書》，第 1241 － 1242 冊，集部，1986—1990 年上海古籍出版社重印臺灣商務印書館影印本。

[40] （明）唐文鳳：《梧岡集》，影印文淵閣《四庫全書》，第 1242 冊，集部，1986—1990 年上海古籍出版社重印臺灣商務印書館影印本。

[41] （明）李時勉：《古廉文集》，影印文淵閣《四庫全書》，第 1242 冊，集部，1986—1990 年上海古籍出版社重印臺灣商務印書館影印本。

[42] （明）薛瑄：《敬軒文集》，影印文淵閣《四庫全書》，第 1243 冊，集部，1986—1990 年上海古籍出版社重印臺灣商務印書館影印本。

[43] （明）李賢：《古穰集》，影印文淵閣《四庫全書》，第 1244 冊，集部，1986—1990 年上海古籍出版社重印臺灣商務印書館影印本。
[44] （明）于謙：《忠肅集》，影印文淵閣《四庫全書》，第 1244 冊，集部，1986—1990 年上海古籍出版社重印臺灣商務印書館影印本。
[45] （明）鄭文康：《平橋槁》，影印文淵閣《四庫全書》，第 1246 冊，集部，1986—1990 年上海古籍出版社重印臺灣商務印書館影印本。
[46] （明）陳獻章：《白沙集》，影印文淵閣《四庫全書》，第 1246 冊，集部，1986—1990 年上海古籍出版社重印臺灣商務印書館影印本。
[47] （明）柯潛：《竹岩集》，影印文淵閣《四庫全書》，第 1246 冊，集部，1986—1990 年上海古籍出版社重印臺灣商務印書館影印本。
[48] （明）岳正：《類博稿》，影印文淵閣《四庫全書》，第 1246 冊，集部，1986—1990 年上海古籍出版社重印臺灣商務印書館影印本。
[49] （明）孫緒：《沙溪集》，影印文淵閣《四庫全書》，第 1264 冊，集部，1986—1990 年上海古籍出版社重印臺灣商務印書館影印本。
[50] （明）張寧：《方洲集》，影印文淵閣《四庫全書》，第 1247 冊，集部，1986—1990 年上海古籍出版社重印臺灣商務印書館影印本。
[51] （明）丘濬：《重編瓊台藁》，影印文淵閣《四庫全書》，第 1248 冊，集部，1986—1990 年上海古籍出版社重印臺灣商務印書館影印本。
[52] （明）李東陽：《懷麓堂集》，影印文淵閣《四庫全書》，第 1250 冊，集部，1986—1990 年上海古籍出版社重印臺灣商務印書館影印本。
[53] （明）吳寬：《家藏集》，影印文淵閣《四庫全書》，第 1255 冊，集部，1986—1990 年上海古籍出版社重印臺灣商務印書館影印本。
[54] （明）林俊：《見素集》，影印文淵閣《四庫全書》，第 1257 冊，集

部，1986—1990 年上海古籍出版社重印臺灣商務印書館影印本。

[55] （明）邵寶：《容春堂前集》，影印文淵閣《四庫全書》，第 1258 冊，集部，1986—1990 年上海古籍出版社重印臺灣商務印書館影印本。

[56] （明）羅玘：《圭峰集》，影印文淵閣《四庫全書》，第 1259 冊，集部，1986—1990 年上海古籍出版社重印臺灣商務印書館影印本。

[57] （明）祝允明：《懷星堂集》，影印文淵閣《四庫全書》，第 1260 冊，集部，1986—1990 年上海古籍出版社重印臺灣商務印書館影印本。

[58] （明）顧清：《東江家藏集》，影印文淵閣《四庫全書》，第 1261 冊，集部，1986—1990 年上海古籍出版社重印臺灣商務印書館影印本。

[59] （明）羅欽順：《整庵存稿》，影印文淵閣《四庫全書》，第 1263 冊，集部，1986—1990 年上海古籍出版社重印臺灣商務印書館影印本。

[60] （明）顧璘：《顧華玉集・息園存稿文》，影印文淵閣《四庫全書》，第 1263 冊，集部，1986—1990 年上海古籍出版社重印臺灣商務印書館影印本。

[61] （明）劉麟：《清惠集》，影印文淵閣《四庫全書》，第 1264 冊，集部，1986—1990 年上海古籍出版社重印臺灣商務印書館影印本。

[62] （明）孫緒：《沙溪集》，影印文淵閣《四庫全書》，第 1264 冊，集部，1986—1990 年上海古籍出版社重印臺灣商務印書館影印本。

[63] （明）王守仁：《王文成全書》，影印文淵閣《四庫全書》，第 1265－1266 冊，集部，1986—1990 年上海古籍出版社重印臺灣商務印書館影印本。

[64] （明）何景明：《大復集》，影印文淵閣《四庫全書》，第 1267 冊，集部，1986—1990 年上海古籍出版社重印臺灣商務印書館影印

本。

[65] （明）魏校：《莊渠遺書》，影印文淵閣《四庫全書》，第1267冊，集部，1986—1990年上海古籍出版社重印臺灣商務印書館影印本。

[66] （明）崔銑：《洹詞》，影印文淵閣《四庫全書》，第1267冊，集部，1986—1990年上海古籍出版社重印臺灣商務印書館影印本。

[67] （明）林文俊：《方齋存稿》，影印文淵閣《四庫全書》，第1271冊，集部，1986—1990年上海古籍出版社重印臺灣商務印書館影印本。

[68] （明）夏尚樸：《東岩集》，影印文淵閣《四庫全書》，第1271冊，集部，1986—1990年上海古籍出版社重印臺灣商務印書館影印本。

[69] （明）羅洪先：《念庵文集》，影印文淵閣《四庫全書》，第1275冊，集部，1986—1990年上海古籍出版社重印臺灣商務印書館影印本。

[70] （明）李攀龍：《滄溟集》，影印文淵閣《四庫全書》，第1278冊，集部，1986—1990年上海古籍出版社重印臺灣商務印書館影印本。

[71] （明）楊繼盛：《楊忠愍集》，影印文淵閣《四庫全書》，第1278冊，集部，1986—1990年上海古籍出版社重印臺灣商務印書館影印本。

[72] （明）王世貞：《弇州四部稿》，影印文淵閣《四庫全書》，第1279－1284冊，集部，1986—1990年上海古籍出版社重印臺灣商務印書館影印本。

[73] （明）王樵：《方麓集》，影印文淵閣《四庫全書》，第1285冊，集部，1986—1990年上海古籍出版社重印臺灣商務印書館影印本。

[74] （明）葉春及：《石洞集》，影印文淵閣《四庫全書》，第1286冊，

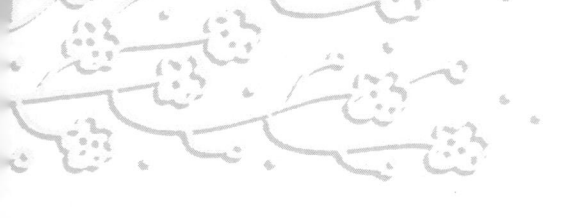

集部，1986—1990 年上海古籍出版社重印臺灣商務印書館影印本。

[75] （明）溫純：《溫恭毅集》，影印文淵閣《四庫全書》，第 1288 冊，集部，1986—1990 年上海古籍出版社重印臺灣商務印書館影印本。

[76] （明）歸有光：《震川集》，影印文淵閣《四庫全書》，第 1289 冊，集部，1986—1990 年上海古籍出版社重印臺灣商務印書館影印本。

[77] （明）胡應麟：《少室山房集》，影印文淵閣《四庫全書》，第 1290 冊，集部，1986—1990 年上海古籍出版社重印臺灣商務印書館影印本。

[78] （明）孫繼皋：《宗伯集》，影印文淵閣《四庫全書》，第 1291 冊，集部，1986—1990 年上海古籍出版社重印臺灣商務印書館影印本。

[79] （明）余繼登：《淡然軒集》，影印文淵閣《四庫全書》，第 1291 冊，集部，1986—1990 年上海古籍出版社重印臺灣商務印書館影印本。

[80] （明）高攀龍：《高子遺書》，影印文淵閣《四庫全書》，第 1292 冊，集部，1986—1990 年上海古籍出版社重印臺灣商務印書館影印本。

[81] （明）鄒元標：《願學集》，影印文淵閣《四庫全書》，第 1294 冊，集部，1986—1990 年上海古籍出版社重印臺灣商務印書館影印本。

[82] （明）婁堅：《學古緒言》，影印文淵閣《四庫全書》，第 1295 冊，集部，1986—1990 年上海古籍出版社重印臺灣商務印書館影印本。

[83] （明）范景文：《文忠集》，影印文淵閣《四庫全書》，第 1295 冊，

集部，1986—1990 年上海古籍出版社重印臺灣商務印書館影印本。

[84] （明）葛昕：《集玉山房稿》，影印文淵閣《四庫全書》，第 1296 冊，集部，1986—1990 年上海古籍出版社重印臺灣商務印書館影印本。

[85] （明）倪元璐：《倪文貞集》，影印文淵閣《四庫全書》，第 1297 冊，集部，1986—1990 年上海古籍出版社重印臺灣商務印書館影印本。

[86] （明）程敏政：《明文衡》，影印文淵閣《四庫全書》，第 1373 － 1374 冊，集部，1986—1990 年上海古籍出版社重印臺灣商務印書館影印本。

[87] 黃宗羲：《明文海》，影印文淵閣《四庫全書》，第 1453 － 1458 冊，集部，1986—1990 年上海古籍出版社重印臺灣商務印書館影印本。

[88] （清）朱彝尊：《明詩綜》，影印文淵閣《四庫全書》，第 1459 － 1460 冊，集部，1986—1990 年上海古籍出版社重印臺灣商務印書館影印本。

[89] （明）李贄：《焚書》，《四庫禁毀書叢刊》，第 140 冊，集部，1986—1990 年上海古籍出版社重印臺灣商務印書館影印本。

[90] （明）詹詹外史：《情史》。

[91] （明）不著撰人：《新官到任儀注》。

[92] （明）徐樹丕：《識小錄》。

[93] 黃宗羲：《海外慟哭記》。

[94] （明）《嘉靖河間府志》，《天一閣明代方志選刊》第 1 冊，臺北：新文豐出版公司印行，1985 年 7 月初版。

[95] （明）《隆慶趙州志》，《天一閣明代方志選刊》第 2 冊，臺北：新文豐出版公司印行，1985 年 7 月初版。

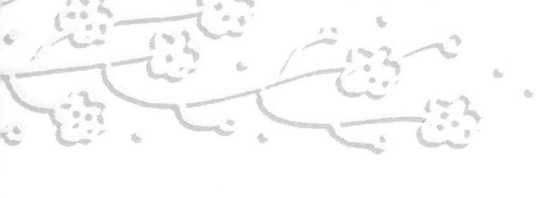

[96] （明）《嘉靖霸州志》，《天一閣明代方志選刊》第 2 冊，臺北：新文豐出版公司印行，1985 年 7 月初版。

[97] （明）《嘉靖雄乘》，《天一閣明代方志選刊》第 3 冊，臺北：新文豐出版公司印行，1985 年 7 月初版。

[98] （明）《嘉靖崑山縣志》，《天一閣明代方志選刊》第 4 冊，臺北：新文豐出版公司印行，1985 年 7 月初版。

[99] （明）《隆慶儀徵縣志》，《天一閣明代方志選刊》第 5 冊，臺北：新文豐出版公司印行，1985 年 7 月初版。

[100] （明）《嘉靖寶應縣志略》，《天一閣明代方志選刊》第 5 冊，臺北：新文豐出版公司印行，1985 年 7 月初版。

[101] （明）《萬曆黃岩縣志》，《天一閣明代方志選刊》第 6 冊，臺北：新文豐出版公司印行，1985 年 7 月初版。

[102] （明）《嘉靖武康縣志》，《天一閣明代方志選刊》第 7 冊，臺北：新文豐出版公司印行，1985 年 7 月初版。

[103] （明）《嘉靖宿州志》，《天一閣明代方志選刊》第 8 冊，臺北：新文豐出版公司印行，1985 年 7 月初版。

[104] （明）《嘉靖池州府志》，《天一閣明代方志選刊》第 8 冊，臺北：新文豐出版公司印行，1985 年 7 月初版。

[105] （明）《嘉靖壽州志》，《天一閣明代方志選刊》第 8 冊，臺北：新文豐出版公司印行，1985 年 7 月初版。

[106] （明）《嘉靖天長縣志》，《天一閣明代方志選刊》第 8 冊，臺北：新文豐出版公司印行，1985 年 7 月初版。

[107] （明）《嘉靖延平府志》，《天一閣明代方志選刊》第 9 冊，臺北：新文豐出版公司印行，1985 年 7 月初版。

[108] （明）《嘉靖邵武府志》，《天一閣明代方志選刊》第 10 冊，臺北：新文豐出版公司印行，1985 年 7 月初版。

[109] （明）《嘉靖九江府志》，《天一閣明代方志選刊》第 11 冊，臺北：

新文豐出版公司印行，1985 年 7 月初版。
- [110] （明）《嘉靖夏邑縣志》,《天一閣明代方志選刊》第 14 冊，臺北：新文豐出版公司印行，1985 年 7 月初版。
- [111] （明）《嘉靖尉氏縣志》,《天一閣明代方志選刊》第 15 冊，臺北：新文豐出版公司印行，1985 年 7 月初版。
- [112] （明）《嘉靖魯山縣志》,《天一閣明代方志選刊》第 15 冊，臺北：新文豐出版公司印行，1985 年 7 月初版。
- [113] （明）《嘉靖沔陽志》,《天一閣明代方志選刊》第 16 冊，臺北：新文豐出版公司印行，1985 年 7 月初版。
- [114] （明）《萬曆郴州志》,《天一閣明代方志選刊》第 17 冊，臺北：新文豐出版公司印行，1985 年 7 月初版。
- [115] （明）《嘉靖衡州府志》,《天一閣明代方志選刊》第 18 冊，臺北：新文豐出版公司印行，1985 年 7 月初版。
- [116] （明）《嘉靖惠州府志》,《天一閣明代方志選刊》第 19 冊，臺北：新文豐出版公司印行，1985 年 7 月初版。
- [117] （明）《嘉靖馬湖府志》,《天一閣明代方志選刊》第 20 冊，臺北：新文豐出版公司印行，1985 年 7 月初版。
- [118] （明）《嘉靖思南府志》,《天一閣明代方志選刊》第 20 冊，臺北：新文豐出版公司印行，1985 年 7 月初版。
- [119] （明）《嘉靖普安州志》,《天一閣明代方志選刊》第 20 冊，臺北：新文豐出版公司印行，1985 年 7 月初版。
- [120] （明）《萬曆廣宗縣志》，國家圖書館地方志家譜文獻中心編：《孤本舊方志選編》，線裝書局北京：線裝書局，2007 年 1 月版。
- [121] （明）《崇禎醴泉縣志》，國家圖書館地方志家譜文獻中心編：《孤本舊方志選編》，線裝書局北京：線裝書局，2007 年 1 月版。
- [122] （明）《崇禎武定州志》，國家圖書館地方志家譜文獻中心編：《孤本舊方志選編》，線裝書局北京：線裝書局，2007 年 1 月版。

[123] （明）《崇禎碭山縣志》，國家圖書館地方志家譜文獻中心編：《孤本舊方志選編》，線裝書局北京：線裝書局，2007年1月版。
[124] （明）《嘉靖徽州府志》，吳湘湘主編《中國史學叢書》初編第15輯《明代方志選》，臺北：臺灣書局印行，1987年6月初版。
[125] （明）《萬曆廣西通志》，吳湘湘主編《中國史學叢書》初編第15輯《明代方志選》，臺北：臺灣書局印行，1987年6月初版。
[126] （明）《嘉靖徐州志》，吳湘湘主編《中國史學叢書》三編，臺北：臺灣書局印行，1987年6月初版。
[127] （明）《萬曆嘉定縣志》，吳湘湘主編《中國史學叢書》三編，臺北：臺灣書局印行，1987年6月初版。
[128] （明）《成化重修昆陵志》，吳湘湘主編《中國史學叢書》三編，臺北：臺灣書局印行，1987年6月初版。
[129] （明）《正德常州府志續集》，吳湘湘主編《中國史學叢書》三編，臺北：臺灣書局印行，1987年6月初版。
[130] （明）《萬曆重修崑山縣志》，吳湘湘主編《中國史學叢書》三編，臺北：臺灣書局印行，1987年6月初版。
[131] （明）《萬曆重修泉州府志》，吳湘湘主編《中國史學叢書》三編，臺北：臺灣書局印行，1987年6月初版。
[132] （明）《嘉靖常熟縣志》，吳湘湘主編《中國史學叢書》三編，臺北：臺灣書局印行，1987年6月初版。

現代文獻

[133] 曹樹基・鼠疫流行與華北社會的變遷（1580—1644年）［J］・歷史研究，1997（1）・
[134] 李玉尚・近代民眾和醫生對鼠疫的觀察與命名［J］・中華醫史雜

誌，2002（3）．

[135] 余新忠．20世紀以來明清疾疫史研究述評［J］．中國史研究動態，2002（10）．
[136] 陳旭．明代預備倉創立時間新論［J］．農業考古，2010（1）．
[137] 王雲凱．新編中醫學［M］．天津：天津科學技術出版社，1996．
[138] 張革非．中國方志學綱要［M］．重慶：西南師範大學出版社，1992．
[139] 徐在海．實用傳染病病理學［M］．北京：軍事醫學科學出版社，2000．
[140] 陳邦賢．中國醫學史［M］．北京：團結出版社，2005．
[141] 南炳文，何孝榮．明代文化研究［M］．北京：人民出版社，2006．

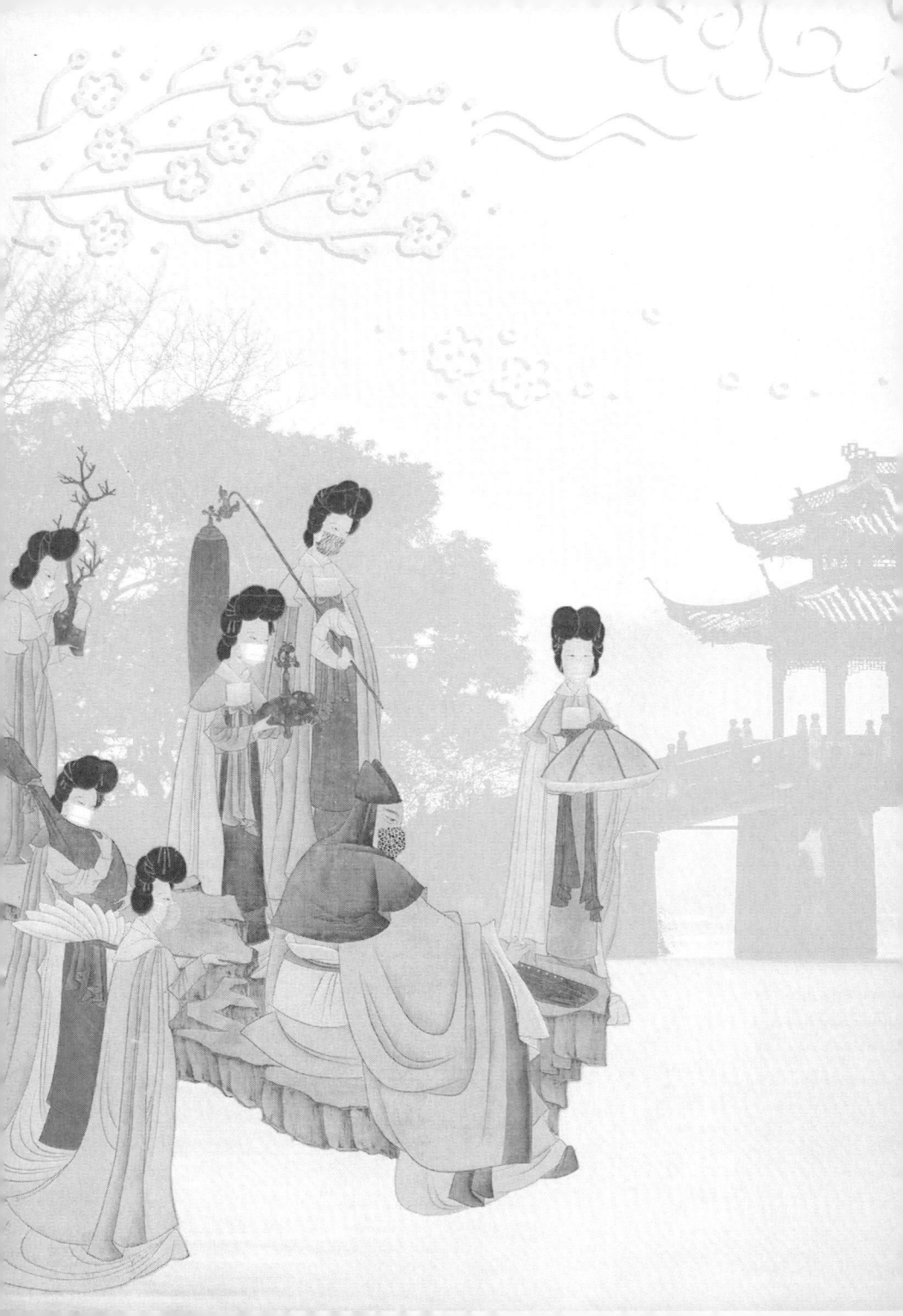

國家圖書館出版品預行編目（CIP）資料

大明也確診：皇朝的封城日記 / 陳旭 著. -- 第一版.
-- 臺北市：崧博，2020.05
　　面；　　公分
POD 版

ISBN 978-957-735-979-7(平裝)

1. 醫學史 2. 傳染性疾病防制 3. 明代 4. 中國

410.92　　　　　　109005877

書　　　名：大明也確診：皇朝的封城日記
作　　　者：陳旭 著
責 任 編 輯：簡敬容
發　行　人：黃振庭
出　版　者：崧博出版事業有限公司
發　行　者：崧燁文化事業有限公司
E - m a i l：sonbookservice@gmail.com
粉　絲　頁　　　　　　網　址：
地　　　址：台北市中正區重慶南路一段六十一號八樓 815 室
8F.-815, No.61, Sec. 1, Chongqing S. Rd., Zhongzheng Dist., Taipei City 100, Taiwan (R.O.C.)
電　　　話：(02)2370-3310　傳　真：(02) 2388-1990
總　經　銷：紅螞蟻圖書有限公司
地　　　址：台北市內湖區舊宗路二段 121 巷 19 號
電　　　話:02-2795-3656　傳真:02-2795-4100　網址：
印　　　刷：京峯彩色印刷有限公司（京峰數位）

　　本書版權為西南財經大學出版社所有授權崧博出版事業有限公司獨家發行電子書及繁體書繁體字版。若有其他相關權利及授權需求請與本公司聯繫。

定　　　價：320 元
發 行 日 期：2020 年 05 月第一版
◎ 本書以 POD 印製發行